1日1文
読むだけで
記憶力が上がる!

おとなの音読

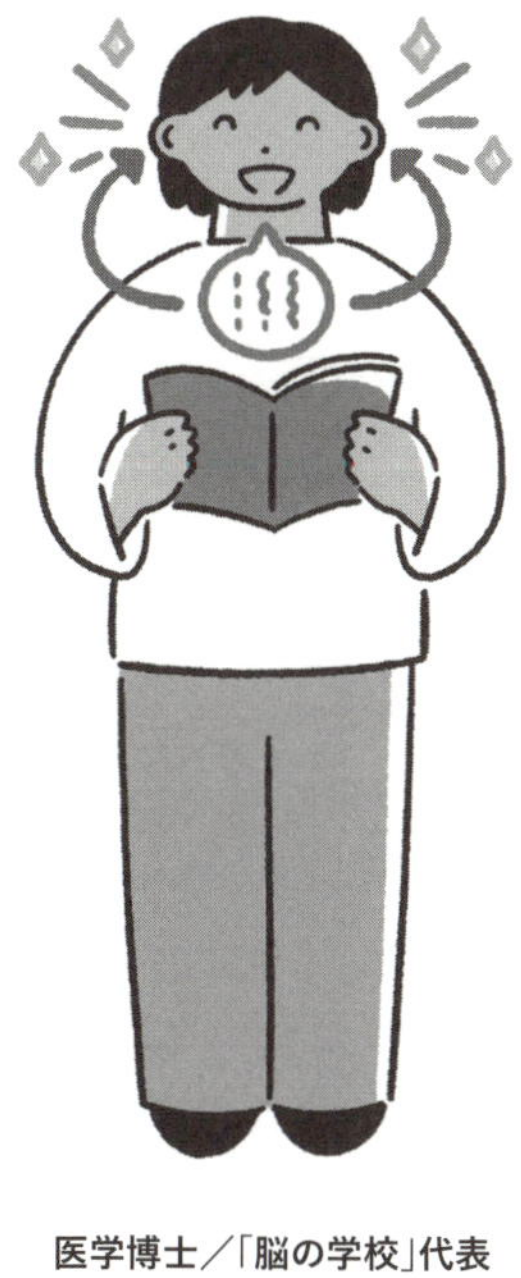

医学博士／「脳の学校」代表
加藤俊徳

出版

はじめに

「よく忘れものをしてしまう」
「人の名前を思い出せない」
「『あれ』が多く、言いたいことが出てこない」
「自分が話したことを覚えていない」

中高年の方々から、このような声をよくうかがいます。とくに、働きざかりの40代を過ぎ、50歳を迎え、やがて定年退職の年齢も見えてきた年代のビジネスパーソンは、こうした〝脳の働きが劣化している症状〟を自覚し始める傾向があります。

そして同時に、多くの人は、この脳の衰えを加齢のためだと諦めてしまいがちです。

しかし、「脳はいくつになっても成長する」という脳の特性を考えると、75歳までは、自分自身を高齢者と考えるのは、あまりにももったいないことです。脳は適切なトレーニングを重ねることで、たとえ100歳でも成長します。

私は脳内科医として、これまで1万人以上の脳を診断・治療してきました。小児から始まり、100歳を超えるセンテナリアンまですべての年齢にわたり、脳を強化し、幸福な人生を送るためのお手伝いをしてきました。

中高年の脳が衰え始める主な3つの理由は、運動不足、睡眠不足、好奇心の欠乏したマンネリ生活です。1週間の中で、以下のようなことが1日でもあれば、人の脳は容易に衰えます。

・無表情な生活で顔の筋肉を動かさない
・人と話す言葉が少なく口元が動かない
・自分で声を出すことも1日数回程度、ない日もある。

人は声を出すことで、口、舌などの運動系を使いながら、聴覚系、記憶系、伝達系など複数の脳機能を使います。

私は本書で、「脳活性助詞強調おんどく法」を用いて、おとなの脳が、朝から好奇心に満たされて、万遍なく脳を使いながら1日を過ごせる簡単な方法を提案しています。毎朝、1文を読む際に、助詞を強調して大きな声で読むことで、1文が耳にいつまでも残りやすく、自分でも聞き取りやすくなります。

脳科学の仕組みを活用して1日1文を「音読暗記」することで、記憶力を確かめながら、いろいろなジャンルの文章を集めたこの本を、毎日楽しんでほしいと思います。

脳内科医／「脳の学校」代表
加藤 俊徳

「と」「の」「に」「を」「は」をはっきり！

助詞強調おんどく法の効果

日本語は、助詞を小さく発声するのが特徴です。その方が美しく、滑らかに聞こえるからです。しかし、助詞を強調して発声することで脳の聞く力と記憶する力がアップします。

「助詞強調おんどく」は、助詞を際立たせ、大きな声でゆっくりと読み、自分の声をきちんと聞く音読法です。それがいくつになっても脳を活性化させるのです。

たとえば

私は大声を出す ではなく **私は大声を出す**

と「は」と「を」を強く音読してみてください。
自分の声が、いつもよりはっきりと聞こえることがわかるでしょう。しかも単語の区切りがわかり、文章が音として記憶され、内容も理解できます。

人は加齢につれて、自分の声が次第に小さくなっていきます。目は閉じると、すぐに「見えない」ことを自覚できますが、耳は「よく聞こえている」のか「あまり聞こえない」のかがわかりにくいからです。だからこそ、助詞強調おんどく法で自分の声をしっかり聞き分けることが大切なのです。
本書は、読みやすさを考えて、助詞の強調表示をしました。

記憶力に合わせた「おとなの音読」の3ステップ

1 朝 読む

音読の習慣化には、脳がフレッシュな朝がベスト。口を動かす音読で、脳にも体にもスイッチが入ります。コーヒーを淹れるタイミングで、「今日の一文」を音読しましょう。

2 寝る前に 思い出す

朝、音読した一文を、日中に思い出すのは、記憶の定着になります。仕事の合間に、朝音読した一文を思い起こしてみてください。寝る前に、「今日の一文」を思い出せたら合格です。

3 次の日 言える

次の日、「今日の一文」に取りかかる前に、「昨日の一文」を暗誦できたら、あなたの記憶力が上がってきた証拠です。

50歳からが本番！

一生成長する８つの「脳番地」

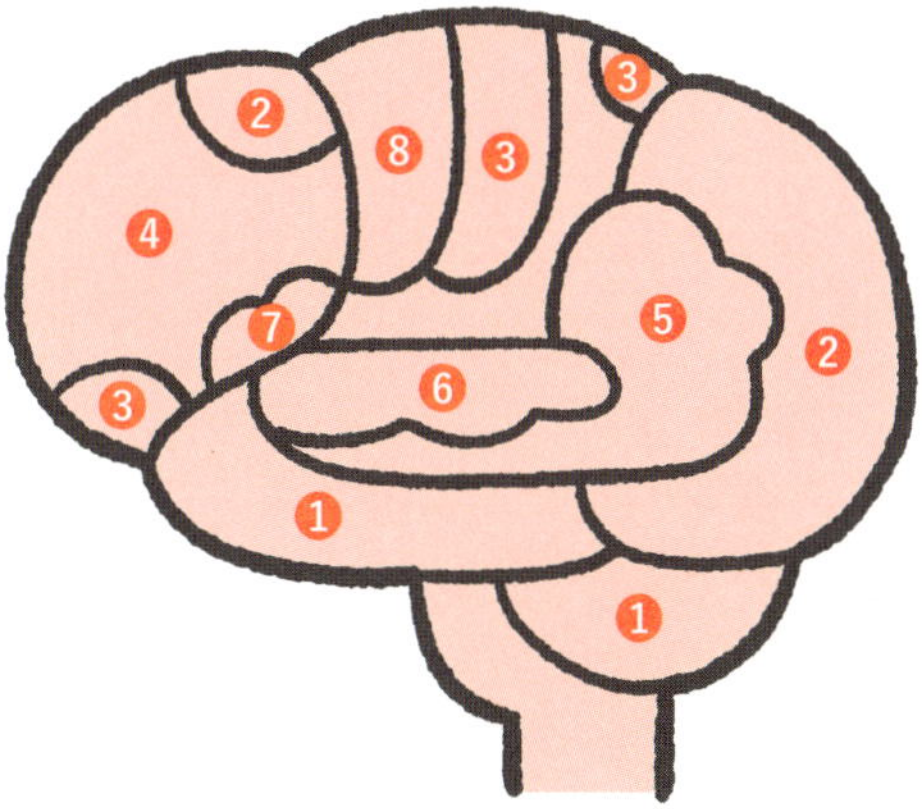

❶運動系
体を動かすこと全般に関係。脳内で最初に成長し始める

❷伝達系
あらゆるコミュニケーションを通じて、意思疎通を図る

❸感情系
感情表現に関与。皮膚感覚とも連携。死ぬまで成長し続ける

❹思考系
脳の司令塔。何かを考えるときに深く関係する

❺聴覚系
言語や周囲の音など、耳で聞いたことを脳にインプットする

❻視覚系
「絵」や「文字」など、目で見たことを脳にインプットする

❼理解系
情報を理解し、将来に役立てることを担う。好奇心によって成長する

❽記憶系
情報をインプットし、使いこなす。知識と感情の連動で伸びる

自分の声をしっかり聞く！

「おとなの音読」のメカニズム

1 **運動系** 口を動かし声に出す
→ 2 **伝達系** 「人に伝える」ことを意識
→ 3 **感情系** 文章を味わい共感する
→ 4 **思考系** 文章の内容について考える
→ 5 **聴覚系** 自分の声を耳で聴く
→ 6 **視覚系** 目で文字を追う
→ 7 **理解系** 文章の意味をつかむ
→ 8 **記憶系** 読んだ１文を脳に刻む
→ 1

Contents

Contents

本書の取扱説明書

本書の特長は、毎日楽しく、あなたのペースで、繰り返し使えることです。
いつもより声を高く、一段上げて音読してみましょう！

●助詞強調

助詞強調おんどく法が自然と身につくよう、助詞を色つきで強調してあります。

●今日の一文

一日のはじめに、あなたの脳番地を刺激する文章です。

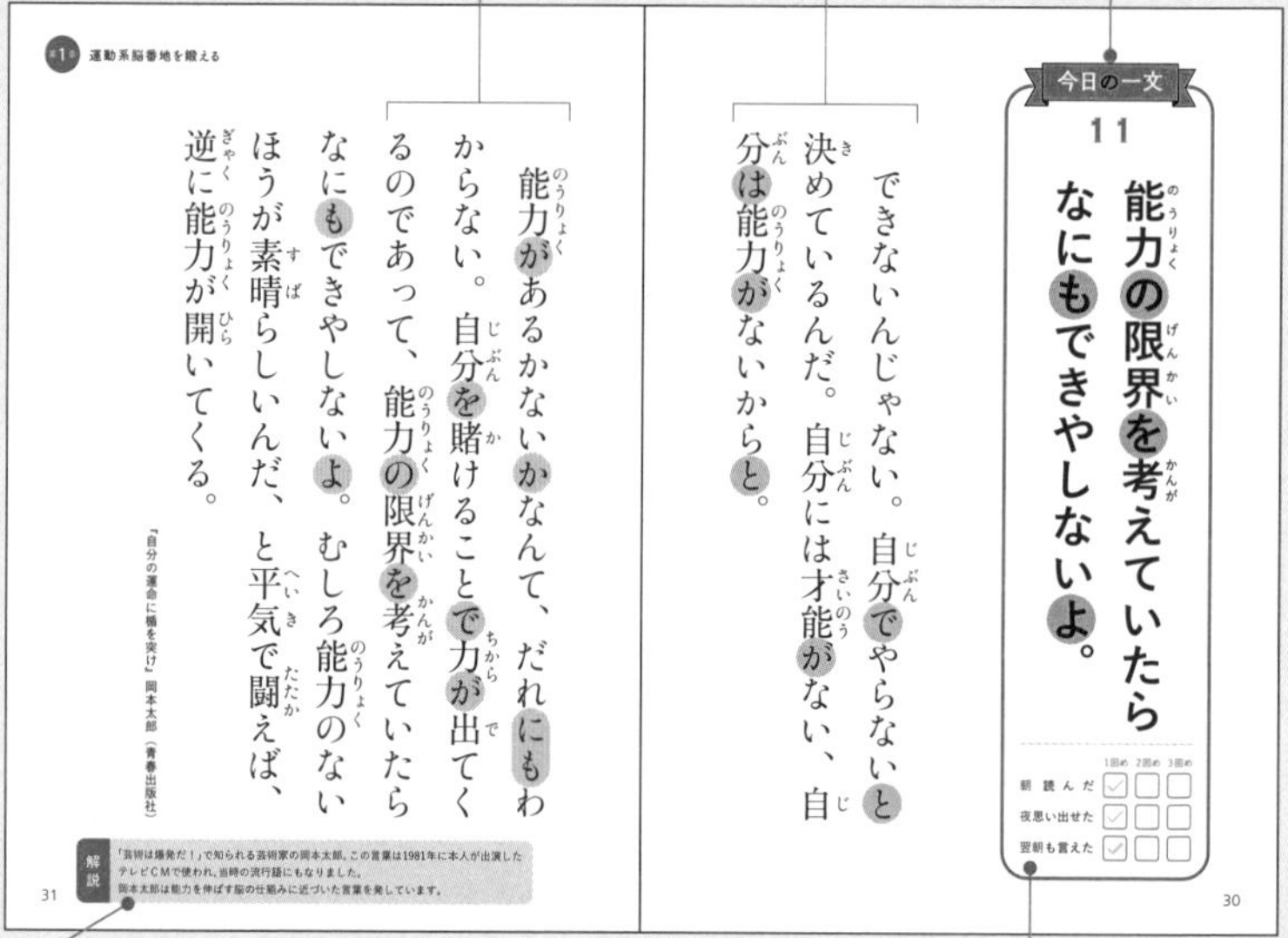
今日の一文

11

能力《のうりょく》の限界《げんかい》を考《かんが》えていたらなにもできやしないよ。

	1回め	2回め	3回め
朝読んだ	✓		
夜思い出せた	✓		
翌朝も言えた	✓		

30

できないんじゃない。自分《じぶん》でやらないと決《き》めているんだ。自分《じぶん》には才能《さいのう》がない、自《じ》分《ぶん》は能力《のうりょく》がないからと。

第1章 運動系脳番地を鍛える

能力《のうりょく》があるかないかなんて、だれにもわからない。自分《じぶん》を賭《か》けることで力《ちから》が出《で》てくるのであって、能力《のうりょく》の限界《げんかい》を考《かんが》えていたらなにもできやしないよ。むしろ能力《のうりょく》のないほうが素晴《すば》らしいんだ、と平気《へいき》で闘《たたか》えば、逆《ぎゃく》に能力《のうりょく》が開《ひら》いてくる。

『自分の運命に楯を突け』岡本太郎（青春出版社）

解説 「芸術は爆発だ！」で知られる芸術家の岡本太郎。この言葉は1981年に本人が出演したテレビCMで使われ、当時の流行語にもなりました。
岡本太郎は能力を伸ばす脳の仕組みに近づいた言葉を発しています。

31

●解説

テキストにまつわるエピソードや、読みどころを解説しています。

●チェックシート

音読をしたら、チェックを入れてみましょう。進歩が一目でわかるようになっています。

音読レベルに合わせた使い方

レベル1

まずは「今日の一文」だけ音読してみましょう。1文を音読暗記できるまで繰り返してみよう。

レベル2

4ページの3ステップの音読習慣を実行してみよう。

レベル3

次はテキストの音読にもチャレンジしてみましょう。テキストの色つきの助詞が手助けになります。

レベル4

ゆっくり人に読み聞かせるように、助詞強調おんどくしてみよう。

第1章

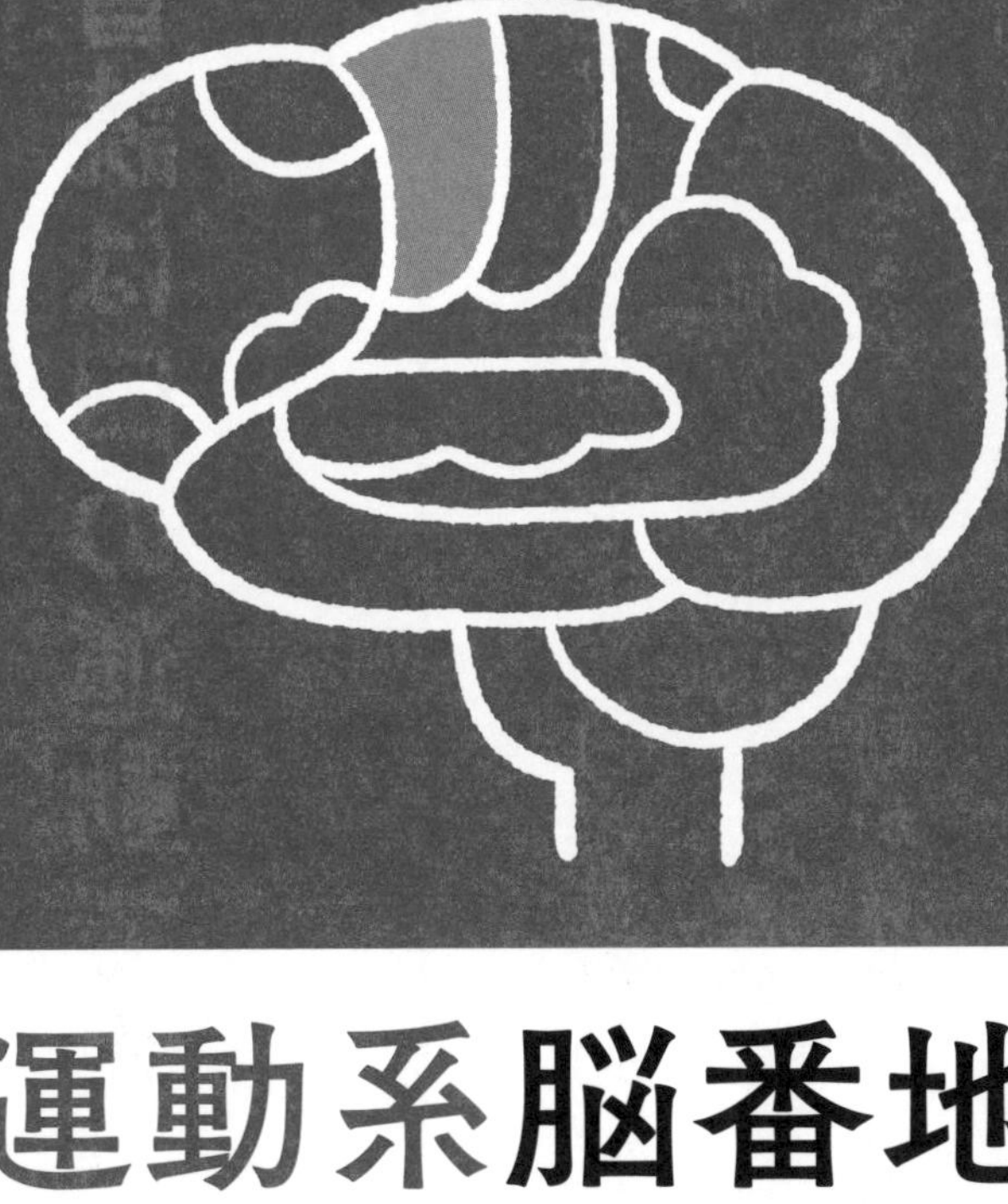

運動系脳番地を鍛える

運動系脳番地は、8つの脳番地の中で、最初に成長します。前頭葉に位置し、右脳と左脳にヘアバンドのように広がっています。運動系脳番地は他の「脳番地」と密接にリンクしているのですが、とくに口を動かすエリアは「伝達系脳番地」に近く、連携をとっています。

今日の一文

1

音読《おんどく》は口《くち》の運動《うんどう》です。

	1回め	2回め	3回め
朝 読んだ	✓		
夜思い出せた	✓		
翌朝も言えた	✓		

私《わたし》たちは声《こえ》を出《だ》すとき、口《くち》だけを動《うご》かしているわけではありません。肺《はい》から送《おく》り出《だ》された空気《くうき》（呼気《こき》）が喉《のど》を通《とお》り、声帯《せいたい》を震《ふる》わせます。その振動《しんどう》が鼻《はな》と口《くち》の中《なか》で共鳴《きょうめい》し、舌《した》と唇《くちびる》の動《うご》きによって声《こえ》となります。

音読《おんどく》をするとき、声帯《せいたい》の周囲《しゅうい》の筋肉《きんにく》と舌《した》がフル稼働《かどう》します。

これを口腔運動《こうくううんどう》と呼《よ》びます。だから音読《おんどく》は口《くち》の運動《うんどう》です。

87歳《さい》になる私《わたし》の母《はは》は、毎朝《まいあさ》、音読《おんどく》をしたり、好《す》きな歌《うた》をうたったりしています。そして私《わたし》に、こう言《い》います。

「音読《おんどく》を習慣《しゅうかん》にしたら、夜《よる》ぐっすり眠《ねむ》れるようになったわ」

人《ひと》は運動《うんどう》をしたあと、疲《つか》れて眠《ねむ》くなりますよね。つまり母《はは》は、音読《おんどく》という身体運動《しんたいうんどう》をしたことによって熟睡《じゅくすい》できた。そして、それまで気《き》づかなかった体調《たいちょう》の良《よ》さを、音読《おんどく》で自《じ》覚《かく》することができたというわけです。

今日の一文

2

口腔《こうくう》フレイルの予防《よぼう》に、大人《おとな》の音読《おんどく》はきわめて有効《ゆうこう》な運動《うんどう》です。

	1回め	2回め	3回め
朝 読んだ	✓		
夜思い出せた	✓		
翌朝も言えた	✓		

音読《おんどく》は「口腔《こうくう》フレイル」（オーラルフレイル）の予防《よぼう》にも有《ゆう》効《こう》です。口腔《こうくう》フレイルは口《くち》の機能《きのう》が低下《ていか》することで、次《つぎ》のような自覚症状《じかくしょうじょう》があります。

・固《かた》いものが噛《か》みにくい

・むせる

- 食《た》べこぼしがある
- 口《くち》の中《なか》が乾《かわ》く
- 活舌《かつぜつ》が悪《わる》くなる

これが進行《しんこう》すると嚥下障害《えんげしょうがい》（食《た》べものが飲《の》み込《こ》みにくいこと）を引《ひ》き起《お》こし、危険《きけん》な脱水症状《だっすいしょうじょう》や窒息《ちっそく》、誤嚥性肺炎《ごえんせいはいえん》の原因《げんいん》にもなります。

この口腔《こうくう》フレイルの予防《よぼう》に、大人《おとな》の音読《おんどく》はきわめて有効《ゆうこう》な運動《うんどう》です。とくに閉塞性無呼吸症《へいそくせいむこきゅうしょう》のおそれや、ＣＰＡＰ《シーパップ》療法中《りょうほうちゅう》の人《ひと》には、強《つよ》くすすめます。

今日の一文

3

海馬《かいば》の体積《たいせき》が、運動《うんどう》を継続《けいぞく》するだけで増《ふ》える

運動《うんどう》すれば筋肉《きんにく》、体力《たいりょく》が付《つ》くだけでなく、「記憶力《きおくりょく》の元《もと》」が元気《げんき》になります。

記憶力《きおくりょく》の元《もと》とは、左脳《さのう》と右脳《うのう》にそれぞれある海馬《かいば》という記憶系脳番地《きおくけいのうばんち》のことです。

この海馬《かいば》の体積《たいせき》が、運動《うんどう》を継続《けいぞく》するだけで増《ふ》えるという

	1回め	2回め	3回め
朝 読んだ	✓		
夜思い出せた	✓		
翌朝も言えた	✓		

報告《ほうこく》が複数《ふくすう》みられるようになりました。

1日《いちにち》60分《ろくじっぷん》以上《いじょう》、少《すこ》し汗《あせ》をかくほどの有酸素《ゆうさんそ》運動《うんどう》をして動《うご》くことが記憶力《きおくりょく》を高《たか》めるという報告《ほうこく》があります。

60分《ろくじっぷん》以上《いじょう》の運動《うんどう》と聞《き》くと、体操着《たいそうぎ》に着替《きが》えて、ジョギングをしないとだめなのか、などと思《おも》われがちです。

しかし、そんなことはありません。ゆっくり歩《ある》くだけ、買《か》い物《もの》、手伝《てつだ》いなど、とにかく何《なに》かしら動《うご》くことでもよいのです。

新潟日報「一生成長 Drの脳番地日記—加藤俊徳」

今日の一文

4

物《もの》をつかむと、運動系《うんどうけい》だけでなく、思考系《しこうけい》や視覚系《しかくけい》の脳番地《のうばんち》も刺激《しげき》

	1回め	2回め	3回め
朝 読んだ	✓		
夜思い出せた	✓		
翌朝も言えた	✓		

朝起《あさお》きて、家事《かじ》や掃除《そうじ》をしたり、野良仕事《のらしごと》をしたりする人《ひと》はそれだけで元気《げんき》になります。手《て》で物《もの》をしっかり握《にぎ》るからです。

できれば、右手《みぎて》だけでなく、左手《ひだりて》でもほうきや鍋《なべ》をしっかりつかんでみましょう。両手《りょうて》をよく使《つか》っている人《ひと》は、左《さ》

脳《のう》も右脳《うのう》もよく使《つか》っている人《ひと》なのです。物《もの》をつかむと、運動系《うんどうけい》だけでなく、思考系《しこうけい》や視覚系《しかくけい》の脳《のう》番地《ばんち》も刺激《しげき》されるのに、そのチャンスを自《みずか》ら逃《のが》がしている生活《せいかつ》では脳《のう》の衰《おとろ》えを待《ま》つばかりです。

著者《ちょしゃ》のクリニックに高齢《こうれい》の女性《じょせい》が来《こ》られますが、若々《わかわか》しく、生《い》き生《い》きとしています。そういった人《ひと》の脳《のう》のMRI《エムアールアイ》(磁気共鳴画像《じききょうめいがぞう》)を見《み》ると、手《て》の脳番地《のうばんち》が右脳《うのう》も左脳《さのう》も発達《はったつ》しています。手《て》の脳番地《のうばんち》が大《おお》きく育《そだ》ち、それにつられるようにして他《ほか》の部分《ぶぶん》も満遍《まんべん》なく育《そだ》っているのです。

新潟日報「一生成長 Drの脳番地日記―加藤俊徳」

今日の一文

5

小《ちい》さいからだに大《おお》きな望《のぞみ》

	1回め	2回め	3回め
朝 読んだ	✓		
夜思い出せた	✓		
翌朝も言えた	✓		

指《ゆび》に足《た》りない一寸法師《いっすんぼうし》
小《ちい》さいからだに大《おお》きな望《のぞみ》
お椀《わん》の船《ふね》に箸《はし》の櫂《かい》
京《きょう》へはるばる登《のぼ》りゆく

京《きょう》の三条《さんじょう》の大臣殿《だいじんどの》に
抱《かか》えられたる一寸法師《いっすんぼうし》
法師《ほうし》法師《ほうし》とお気《き》に入《い》り
姫《ひめ》のお伴《とも》で清水《きよみず》へ

さても帰《かえ》りの清水坂《きよみずざか》に
鬼《おに》が一匹《いっぴき》あらわれ出《い》でて
食《く》ってかかればその口《くち》へ
法師《ほうし》たちまち躍《おど》り込《こ》む

「一寸法師」より抜粋

解説

明治時代に作られた唱歌です。作詞は児童文学者の巌谷小波、作曲は田村虎蔵です。元になった物語は、室町時代から伝わり、江戸時代初めに『御伽草子』23編の１つとして収録されました。一寸法師のように、全身を使って元気に１日を過ごしましょう。

今日の一文

6

雲《くも》の下《した》には低《ひく》い山《やま》の稜線《りょうせん》が蒼黒《あおぐろ》い色《いろ》で連《つら》なっていた。

	1回め	2回め	3回め
朝 読んだ	✓		
夜 思い出せた	✓		
翌朝 も言えた	✓		

遊覧船《ゆうらんせん》がまだ沖《おき》をまわっていて、拡声器《かくせいき》の説明《せつめい》の声《こえ》が聞《き》こえてきた。断層《だんそう》のような雲《くも》の重《かさ》なりが横《よこ》に伸《の》びていて、その薄《うす》い隙間《すきま》をやはり雲《くも》の裏側《うらがわ》に沈《しず》んでゆく陽《ひ》の光線《こうせん》が明《あか》るい筋《すじ》にしていた。それも、しだいに白《しろ》さを消《け》しつつあった。

雲《くも》の下《した》には低《ひく》い山《やま》の稜線《りょうせん》が蒼黒《あおぐろ》い色《いろ》で連《つら》なっていた。鵜原憲一《うはらけんいち》は、真向《まむ》かいの稜線《りょうせん》の切《き》れ目《め》を指《さ》して禎子《さだこ》に教《おし》えた。

「あれが天竜川《てんりゅうがわ》の取《と》り口《くち》さ。こっちの高《たか》い山《やま》が、塩尻峠《しおじりとうげ》だ。間《あいだ》に、穂高《ほたか》と槍《やり》が見《み》えるのだが、今日《きょう》は雲《くも》があって見《み》えない」

その塩尻峠《しおじりとうげちょうじょう》の頂上にも、雲《くも》が低《ひく》くかぶっていた。禎子《さだこ》は、積《つ》み重《かさ》なった雲《くも》のひろがりばかりを凝視《ぎょうし》していた。雲《くも》は、諏訪湖《すわこ》より遥《はる》かに広《ひろ》い面積《めんせき》とくろずんだ色《いろ》で湖面《こめん》を圧《あっ》していた。

『ゼロの焦点』 松本清張（新潮文庫）

解説
推理小説のどこが運動系なのかと思われるかもしれませんが、登場人物が日本列島を移動していく描写に〝動き〟があります。テキストは主人公の板根禎子が新婚旅行で信州を訪れ、夫の赴任地である北陸に思いをはせる場面。

今日の一文

7

伸身《しんしん》の新月面《しんげつめん》が描《えが》く放物《ほうぶつ》線《せん》は、栄光《えいこう》への架《か》け橋《はし》だ！

	1回め	2回め	3回め
朝 読んだ	✓		
夜思い出せた	✓		
翌朝も言えた	✓		

小学校《しょうがっこう》の頃《ころ》、ソウルオリンピックを見《み》て、自分《じぶん》もオリンピックでメダルを取《と》りたいと夢《ゆめ》を持《も》った冨田《とみた》。日本《にほん》が誇《ほこ》る最高《さいこう》のオールラウンダー。冨田《とみた》が冨田《とみた》であることを証明《しょうめい》すれば日本《にほん》は勝《か》ちます。

離《はな》れ技《わざ》はコールマン。
これさえ取《と》れば……よし、取《と》った！
さあ、あとは最後《さいご》の伸身《しんしん》の新月面《しんげつめん》。
着地《ちゃくち》に向《む》かう。
伸身《しんしん》の新月面《しんげつめん》が描《えが》く放物線《ほうぶつせん》は、栄光《えいこう》への架《か》け橋《はし》だ！
決《き》まった！　勝《か》った！　勝《か》ちました！　勝《か》ちました日本《にっぽん》

アテネ五輪　体操

解説

2004年８月19日、体操男子団体決勝で最終種目の鉄棒に冨田洋之選手が臨んだ場面です。ＮＨＫアナウンサーの刈屋富士雄さんが実況しました。「栄光への架け橋だ！」の言葉と同時に、冨田選手の着地が決まりました。

今日の一文

8

私《わたし》は、過《す》ぎたことは、ほとんど考《かんが》えません。

	1回め	2回め	3回め
朝 読んだ	✓		
夜 思い出せた	✓		
翌朝 も言えた	✓		

私《わたし》は、終《お》わったことをあれこれ考《かんが》えるのは意味《いみ》がない、過《す》ぎてしまったことは振《ふ》り返《かえ》らないという主義《しゅぎ》なんです。

時計《とけい》が逆回《ぎゃくまわ》りしてくれるわけやないですからね。

過去《かこ》のことを、「ああすればよかった」とか、「こうすればよかったのに」とか、いつまでも考《かんが》えるのは、「時間《じかん》の無駄《むだ》や」と思《おも》っています。私《わたし》は、過《す》ぎたことは、ほとんど考《かんが》えません。

『シンクロの鬼と呼ばれて』井村雅代（新潮文庫）

解説 アーティスティックスイミング（旧称「シンクロナイズドスイミング」）の日本代表コーチを長く務めた井村雅代さん。中国やイギリスでも指導しました。スポーツ界で活躍した人の言葉を読むことは、運動系脳番地のトレーニングになります。

今日の一文

9

飛《と》んだ！　決《き》まった！

1回め　2回め　3回め

	1回め	2回め	3回め
朝 読んだ	✓		
夜 思い出せた	✓		
翌朝 も言えた	✓		

さあ笠谷《かさや》、金《きん》メダルへのジャンプ。
飛《と》んだ！　決《き》まった！
見事《みごと》なジャンプ。79メーター。
翻《ひるがえ》る日《ひ》の丸《まる》！

1972年2月6日　札幌冬季五輪　70メートル級ジャンプ　2本目

解説

「日の丸飛行隊」と呼ばれた日本のジャンプ陣（笠谷幸生、金野昭次、青地清二の３選手）。実況はＮＨＫの北出清五郎アナウンサーでした。実況をくり返すだけで記憶が蘇ります。

今日の一文

10

やせ蛙《がえる》　まけるな一茶《いっさ》
これにあり

やせ蛙《がえる》　まけるな一茶《いっさ》　これにあり
やれ打《う》つな　蠅《はえ》が手《て》をすり　足《あし》をする
雀《すずめ》の子《こ》　そこのけそこのけ　お馬《うま》が通《とお》る

小林一茶

解説

生涯に2万の句を残した一茶の「やせ蛙……」は一茶が54歳のとき(1816年)に詠んだものです。この年、一茶は幼い長男を亡くしています。その悲しみが蛙への応援につながっているように感じられます。

	1回め	2回め	3回め
朝 読んだ	✓		
夜思い出せた	✓		
翌朝も言えた	✓		

今日の一文

11

能力《のうりょく》の限界《げんかい》を考《かんが》えていたらなにもできやしないよ。

	1回め	2回め	3回め
朝 読んだ	✓		
夜思い出せた	✓		
翌朝も言えた	✓		

できないんじゃやない。自分《じぶん》でやらないと決《き》めているんだ。自分《じぶん》には才能《さいのう》がない、自《じ》分《ぶん》は能力《のうりょく》がないからと。

能力《のうりょく》があるかないかなんて、だれにもわからない。自分《じぶん》を賭《か》けることで力《ちから》が出《で》てくるのであって、能力《のうりょく》の限界《げんかい》を考《かんが》えていたらなにもできやしないよ。むしろ能力《のうりょく》のないほうが素晴《すば》らしいんだ、と平気《へいき》で闘《たたか》えば、逆《ぎゃく》に能力《のうりょく》が開《ひら》いてくる。

『自分の運命に楯を突け』岡本太郎（青春出版社）

解説
「芸術は爆発だ！」で知られる芸術家の岡本太郎。この言葉は1981年に本人が出演したテレビＣＭで使われ、当時の流行語にもなりました。
岡本太郎は能力を伸ばす脳の仕組みに近づいた言葉を発しています。

column 1

Q 子どもの音読と大人の音読は、何が違うのでしょうか？

A 脳の違いによって、音読の意義と効果に違いが出ます。

大人になると、子どもの頃のように音読をする機会は、めっきり減ってしまいます。それでも、ビジネスパーソンなら、プレゼンで資料を読み上げたり、会議でレポートを発表したりします。大人になってからでも、音読という行為と無縁になるとは限らないのです。

しかし、この音読を苦手とする大人が多いことも事実です。子どものときに嫌々ながらやらされた記憶が強くあるのかもしれません。「子どもの音読」と「大人の音読」は、まったく違います。

なぜなら、子どもの脳と大人の脳が違うからです。子どもは脳の仕組みが完成されていません。自分とは何者なのかも、まだわかっていないわけです。対して大人は、個人差はありますが、脳ができあがっています。「自分らしい脳」になっていると言ってもいいでしょう。

すると、音読をする意義も効果も、子どもと大人では違ってきます。

子どもは音読で言葉を記憶に定着させてから、その意味を理解します。逆に大人は、言葉の意味を理解しないと記憶しにくくなります。

音読とは、言葉を脳にインプットして情報処理し、なおかつ声帯と口を動かしてアウトプットすることです。子どもの場合は、まず言葉を習得することが目的ですから、このインプットとアウトプットの両方を上手にすることができません。

しかし教育を受け、社会生活を経験した大人は、インプットもアウトプットもできます。大人の脳には、それまでの読書体験や仕事での会話などから、知的根拠ができているからです。　子どもの頃の〝やらされ感〟を払拭して、〝やりたい感〟を持てば、「受動音読」から「能動音読」「積極音読」に変わります。これが大人の音読だと思います。

\ 第2章 /

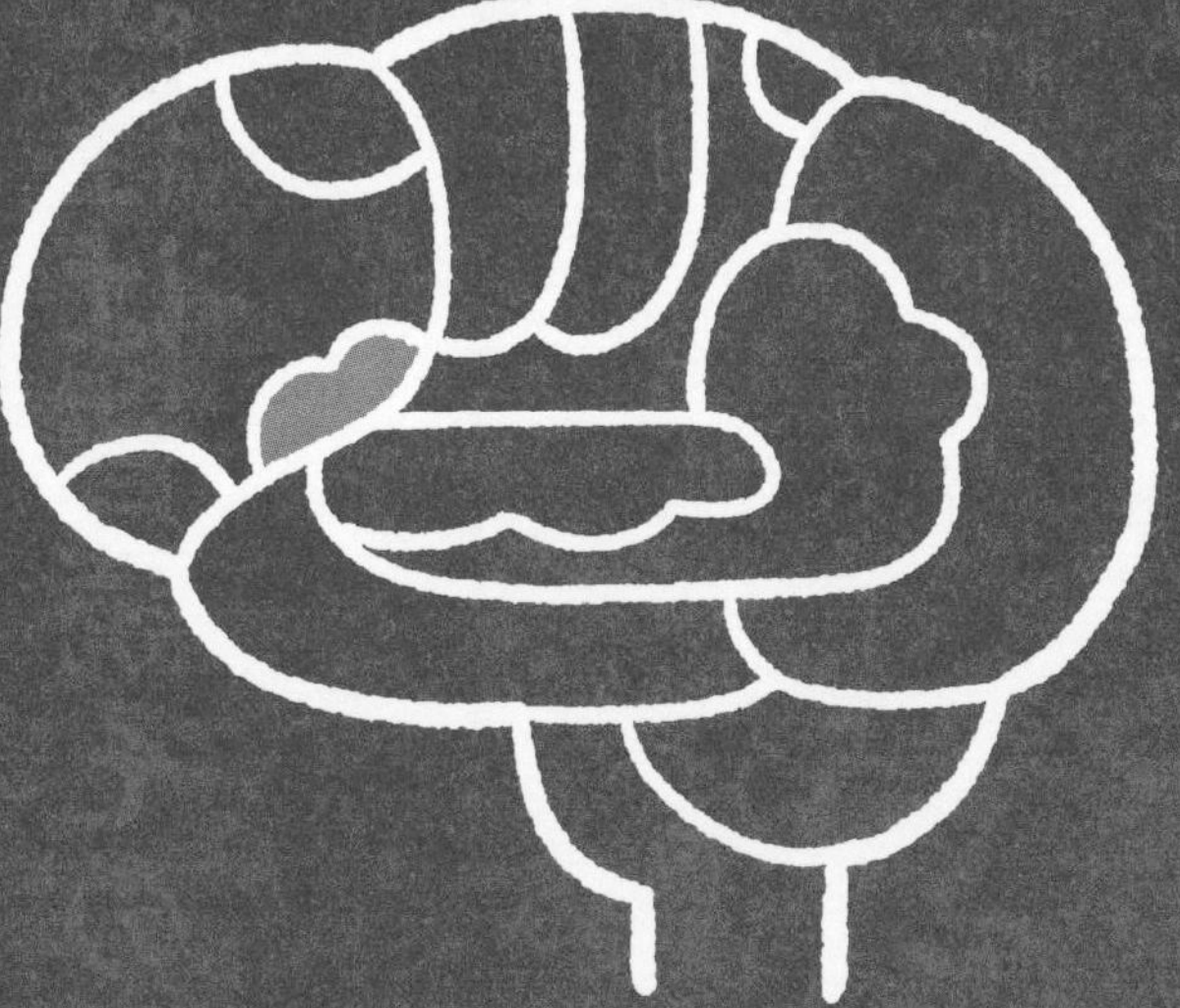

伝達系脳番地を鍛える

伝達系脳番地は、あらゆるコミュニケーションを担当します。話すことはもちろん、手紙や絵、身振り手振りなど「伝える」行為全般が守備範囲です。「友だちに聞かせよう」などと意識することで刺激されます。伝わるように、わかりやすいように音読するからです。

今日の一文

12

読経《どきょう》は音読《おんどく》そのものです。

	1回め	2回め	3回め
朝 読んだ	✓		
夜思い出せた	✓		
翌朝も言えた	✓		

私《わたし》は毎朝《まいあさ》、必《かなら》ず外出《がいしゅつ》して散歩《さんぽ》をします。そうすることで、脳《のう》に1日《いちにち》の始《はじ》まりを自覚《じかく》させます。朝《あさ》の音読《おんどく》もそれと同《おな》じです。脳《のう》が朝《あさ》を自覚《じかく》すると、脳全体《のうぜんたい》にスイッチが入《はい》ります。お寺《てら》のお坊《ぼう》さんは、毎朝《まいあさ》お経《きょう》を読《よ》みますよね。宗派《しゅうは》によって違《ちが》いはあるのかもしれませんが、だいたい早朝《そうちょう》の5時《ごじ》

頃《ごろ》に起床《きしょう》して、境内《けいだい》の掃除《そうじ》をしたあと、7時前《しちじまえ》には勤行《ごんぎょう》で読経《どきょう》します。張《は》りのある声《こえ》で、朗々《ろうろう》と、まるで歌《うた》をうたうようにお経《きょう》を読《よ》みます。それが終《お》わってから、9時頃《くじごろ》に朝食《ちょうしょく》となります。

気《き》がつきませんか？　読経《どきょう》は音読《おんどく》そのものです。

昔《むかし》から、お坊《ぼう》さんは長生《ながい》きと言《い》われていました。

読経《どきょう》という朝《あさ》の音読《おんどく》が健康寿命《けんこうじゅみょう》を延《の》ばしていることは間《ま》違《ちが》いありません。

今日の一文

13

今《いま》は、母《はは》の声《こえ》を聞《き》くだけで、脳《のう》に元気《げんき》のスイッチが入《はい》ります。

	1回め	2回め	3回め
朝 読んだ	✓		
夜思い出せた	✓		
翌朝も言えた	✓		

私《わたし》の健康《けんこう》の秘密《ひみつ》は、母《はは》に電話《でんわ》やメールをすることです。母《はは》に連絡《れんらく》することで、生《い》きる力《ちから》が湧《わ》いてきます。どうしてか考《かんが》えてみると、母《はは》は私《わたし》にとっての「生《い》きるアルバム」だからなのだと思《おも》います。

今《いま》は、母《はは》の声《こえ》を聞《き》くだけで、脳《のう》に元気《げんき》のスイッチが入《はい》ります。母《はは》は10年《じゅうねん》ほど前《まえ》、70歳《ななじっさい》で、携帯《けいたい》メールを私《わたし》より先《さき》に使《つか》いこなすようになりました。

ある時《とき》、母《はは》に携帯《けいたい》メールを送《おく》ってみると、1、2行《ぎょう》ではありましたが早速返事《さっそくへんじ》が来《き》ました。母《はは》とこうしてやりとりができるのは、もう1人《ひとり》の母《はは》を見《み》ている気分《きぶん》になりました。母《はは》の人柄《ひとがら》が、別《べつ》な側面《そくめん》から見《み》えるのが不思議《ふしぎ》でした。

母《はは》とは年《ねん》に数回《すうかい》しか会《あ》いませんが、いつでもワクワクします。会話《かいわ》の内容《ないよう》がなんであれ、これだけは通信技術《つうしんぎじゅつ》、通信文化《つうしんぶんか》の発達《はったつ》に感謝《かんしゃ》したい気持《きも》ちです。

新潟日報「一生成長　Ｄｒの脳番地日記―加藤俊徳」

今日の一文

14

私《わたし》には夢《ゆめ》がある。

	1回め	2回め	3回め
朝 読んだ	✓		
夜思い出せた	✓		
翌朝も言えた	✓		

私《わたし》には夢《ゆめ》がある。それは、いつの日《ひ》か、ジョージア州《しゅう》の赤土《あかつち》の丘《おか》で、かつての奴隷《どれい》の息子《むすこ》たちとかつての奴隷所有者《どれいしょゆうしゃ》の息子《むすこ》た

ちが、兄弟《きょうだい》として同《おな》じテーブルにつくという夢《ゆめ》である。

私《わたし》には夢《ゆめ》がある。それは、いつの日《ひ》か、私《わたし》の4人《よにん》の幼《おさな》い子《こ》どもたちが、肌《はだ》の色《いろ》によってではなく、人格《じんかく》そのものによって評価《ひょうか》される国《くに》に住《す》むという夢《ゆめ》である。

キング牧師演説（アメリカン・センター・ジャパン）

解説
ノーベル平和賞を受賞（1964年）したマーティン・ルーサー・キング・ジュニアの有名な演説です。キング牧師はアフリカ系アメリカ人の公民権運動を主導しました。この演説は1963年８月28日、20万人の聴衆を前に17分にわたって行われたものです。

今日の一文

15

なるみ「うん。好《す》き」

	1回め	2回め	3回め
朝 読んだ	✓		
夜思い出せた	✓		
翌朝も言えた	✓		

取手《とりで》「掛居《かけい》が好《す》きか」
なるみ「どうして？」
取手《とりで》「見《み》てでわかるよ」
なるみ「うん。好《す》き」
取手《とりで》「やっぱな」

なるみ「でも、あきらめたっと」（ブランコから降《お》りる）
取手《とりで》「どうして」
なるみ「掛居《かけい》くん……彼女《かのじょ》いるんだよ」
（掛居《かけい》のキスシーン回想《かいそう》）
なるみ「まいった、まいった……彼女《かのじょ》いるんだぁ」
取手《とりで》（無言《むごん》で見《み》つめる）
なるみ（指《ゆび》で目頭《めがしら》をぬぐいながら）「あれ、やだな」
取手《とりで》（なるみを背後《はいご》からハグする）「俺《おれ》じゃダメか？　なあ、俺《おれ》じゃダメなのか」

ドラマ『あすなろ白書』第2話

解説
1993年に放映されました。原作は柴門ふみさんの漫画で、園田なるみ（石田ひかりさん）を取手治（木村拓哉さん）が後ろから抱きしめるこの場面が話題になって、〝あすなろ抱き〟と呼ばれるそうです。脚本を音読すると「伝達系脳番地」を刺激します。

今日の一文

16

爾臣民《なんじしんみん》の衷情《ちゅうじょう》も、朕《ちん》善《よ》く之《これ》を知《し》る。

	1回め	2回め	3回め
朝 読んだ	✓		
夜思い出せた	✓		
翌朝も言えた	✓		

朕《ちん》深《ふか》く世界《せかい》の大勢《たいせい》と帝国《ていこく》の現状《げんじょう》とに鑑《かんが》み、
非常《ひじょう》の措置《そち》を以《もっ》て時局《じきょく》を収拾《しゅうしゅう》せむと欲《ほ》し、
茲《ここ》に忠良《ちゅうりょう》なる爾臣民《なんじしんみん》に告《つ》ぐ。
朕《ちん》は帝国政府《ていこくせいふ》をして米英支蘇四国《べいえいしそしこく》に対《たい》し

其《そ》の共同宣言《きょうどうせんげん》を受諾《じゅだく》する旨通告《むねつうこく》せしめたり。

（中略《ちゅうりゃく》）

惟《おも》うに、今後帝国《こんごていこく》の受《う》くべき苦難《くなん》は固《もと》より尋常《じんじょう》にあらず。爾臣民《なんじしんみん》の衷情《ちゅうじょう》も、朕《ちん》善《よ》く之《これ》を知《し》る。然《しか》れども、朕《ちん》は時運《じうん》の趨《おもむ》く所《ところ》、堪《た》え難《がた》きを堪《た》え、忍《しの》び難《がた》きを忍《しの》び、以《もっ》て万《ばん》世《せい》の為《ため》に太平《たいへい》を開《ひら》かむと欲《ほ》す。

昭和天皇　終戦の詔書

解説

1945年８月15日、ポツダム宣言受諾を国民にラジオで伝えた「玉音放送」です。私は３歳から祖父母と川の字の真ん中に寝ていました。折に触れて彼らの戦争体験を聴きながら就寝していました。

今日の一文

17

With《ウィズ》 you《ユー》 I《アイ》 will《ウィル》 go《ゴー》

	1回め	2回め	3回め
朝 読んだ	✓		
夜思い出せた	✓		
翌朝も言えた	✓		

別《わか》れの時《とき》　地平線《ちへいせん》は決《けっ》して遠《とお》くない
一人《ひとり》で見《み》つけなければならないのだろうか
自分自身《じぶんじしん》の真《しん》の光《ひかり》なしに？
あなたと共《とも》に　海《うみ》を渡《わた》る船《ふね》に乗《の》って
今《いま》ならわかる　いいえ、彼《かれ》らはもう存在《そんざい》しない
さよならを言《い》う時《とき》が来《き》た

「君と旅立とう」　サラ・ブライトマン（歌唱）

Time《タイム》 to《トゥー》 say《セイ》 goodbye《グッバイ》

Horizons《ホライゾンズ》 are《アー》 never《ネバー》 far《ファー》

Would《ウッド》 I《アイ》 have《ハフ》 to《トゥー》 find《ファインド》 them《ゼム》

alone《アローン》

Without《ウィズアウト》 true《トゥルー》 light《ライト》 of《オブ》 my《マイ》 own《オウン》 ?

With《ウィズ》 you《ユー》 I《アイ》 will《ウィル》 go《ゴー》

On《オン》 ships《シップス》 over《オーバー》 seas《シーズ》

That《ザット》 I《アイ》 now《ナウ》 know《ノウ》

No,《ノー》 they《ゼイ》 don't《ドント》 exist《エグジスト》 anymore《エニーモア》

It's《イッツ》 time《タイム》 to《トゥー》 say《セイ》 goodbye《グッバイ》

解説

「コン・テ・パルティロ」(Con Te Partirò)というイタリアの楽曲で、この曲に共感したサラ・ブライトマンはデュエットを提案し、その後、歌詞のすべてを英語にしてソロで歌唱するようになります。左のテキストは、その英語詞です。

今日の一文

18

今《いま》も海《うみ》が
見《み》えるでしょうか

これっきり　これっきり　もうこれっきりですか
これっきり　これっきり　もうこれっきりですか
街《まち》の灯《あか》りが映《うつ》し出《だ》す
あなたの中《なか》の見知《みし》らぬ人

	1回め	2回め	3回め
朝　読んだ	✓		
夜　思い出せた	✓		
翌朝　も言えた	✓		

私《わたし》は少《すこ》し遅《おく》れながら
あなたの後《うし》ろ　歩《ある》いていました

これっきり　これっきり　もうこれっきりですか
これっきり　これっきり　もうこれっきりですか

急《きゅう》な坂道《さかみち》　駆《か》けのぼったら
今《いま》も海《うみ》が　見《み》えるでしょうか
ここは横須賀《よこすか》

「横須賀ストーリー」　山口百恵（歌唱）

解説
1976年、山口百恵さんが17歳のときに発売された曲です。この年の「ＮＨＫ紅白歌合戦」で百恵さんが歌唱しました。私は高校１年生でした。新潟の海とは違う様子を想像していました。作詞は阿木燿子さん、作曲は夫の宇崎竜童さんです。

今日の一文

19

話《はな》し合《あ》い　耳《みみ》を傾《かたむ》け
承認《しょうにん》し　任《まか》せてやらねば
人《ひと》は育《そだ》たず

	1回め	2回め	3回め
朝 読んだ	✓		
夜思い出せた	✓		
翌朝も言えた	✓		

やってみせ　言《い》って聞《き》かせて
させてみて

ほめてやらねば　人《ひと》は動《うご》かじ
話《はな》し合《あ》い　耳《みみ》を傾《かたむ》け　承認《しょうにん》し
任《まか》せてやらねば　人《ひと》は育《そだ》たず
やっている　姿《すがた》を感謝《かんしゃ》で見守《みまも》って
信頼《しんらい》せねば　人《ひと》は実《みの》らず

元帥海軍大将　山本五十六

解説
母校の先輩山本五十六が、よく口ずさんでいた言葉です。山本五十六は上杉鷹山（米沢藩藩主）の「してみせて、言って聞かせて、させてみる」を人生訓にしていたことから、この言葉に至ったと言われています。

column 2

Q 実際に、脳は何歳まで成長するのでしょうか？

A 100歳を超えても成長します！

脳細胞の数がいちばん多いのは生後10カ月の頃です。そこから脳細胞の数は、どんどん減っていきます。しかし、一生使いきれないほど十分な未成熟な神経細胞、すなわち「潜在能力細胞」は、80歳、90歳、100歳になっても、誰の脳にもあります。潜在能力細胞は、新しい刺激、経験をすることで成長し始めて、神経細胞同士のネットワークはどんどん広がって、脳の働きが強化されます。つまり、頭は使えば使うほど良くなるのです。脳は何歳になっても、ネットワークの枝ぶりが成長する仕組みを持っているのです。

私は、MRIを使って研究し、独自の「脳の枝ぶり画像法」の開発に成功して、1万人以上の人の脳個性や脳相診断をし、クリニックで治療してきました。その結果、人の能力は、人生経験によって作られることが分かってきました。両親からの遺伝子から受け継いだ能力以上に、生後の人生体験が、脳の成長にはもっと重要な役割を持つのです。

100歳を超えて元気でイキイキ生活している人をセンテナリアン(Centenarian)と言います。センテナリアンの特徴は、見た目は80歳前半、その性格は、クヨクヨせず陽気で、気さく、誰とでも仲良くできるという研究があります。100歳を超えても20年若く見えるセンテナリアンは、〝新しい刺激〟を得られる脳の使い方を持ち、休眠中の潜在能力細胞を毎日、活性化させていると考えられます。

時には知らない土地を旅するのもいいですし、利き手ではない手で歯磨きをするのもいいでしょう。あなたが今まで経験していないことにチャレンジしてみましょう。

第3章

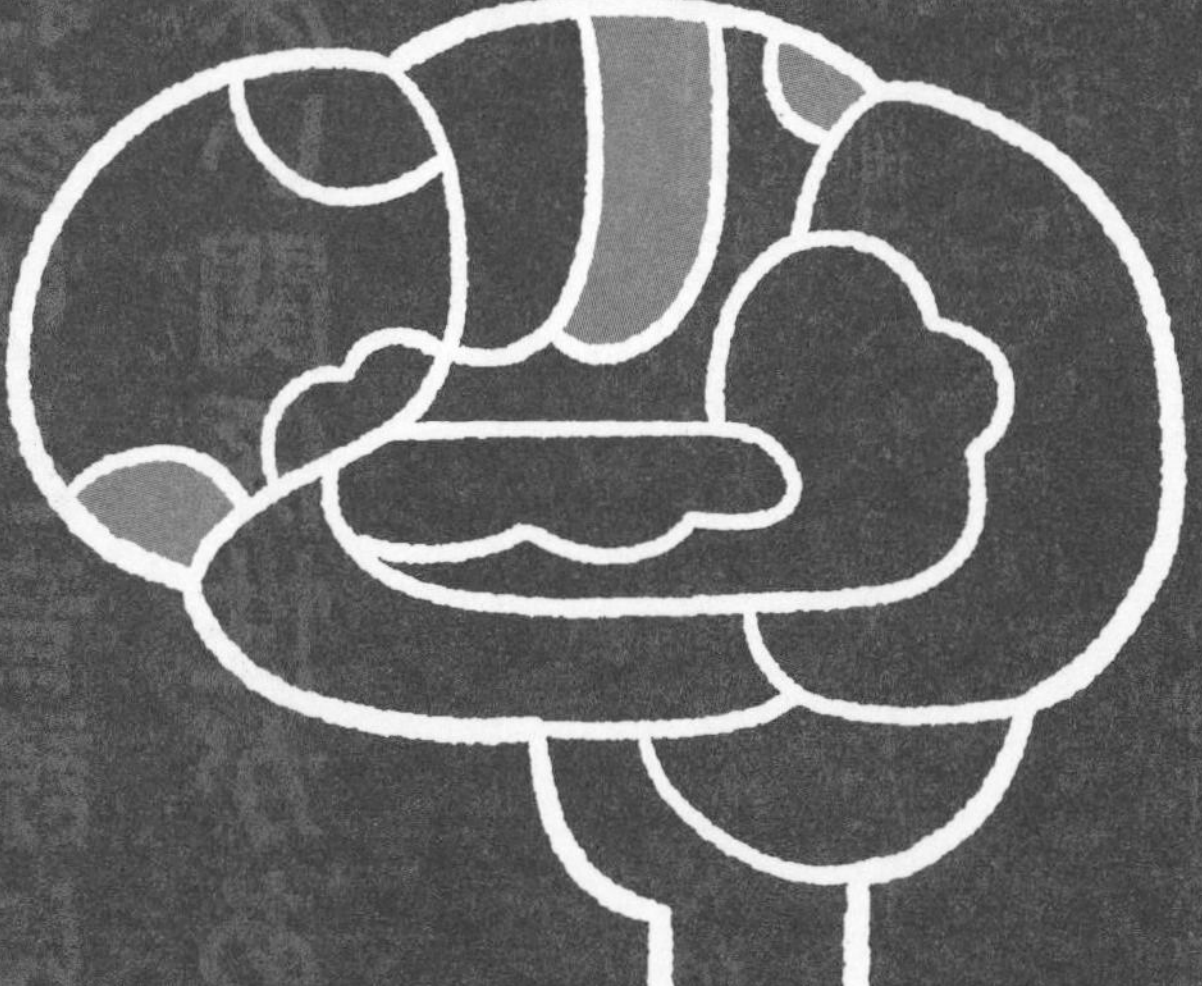

感情系脳番地を鍛える

感情系脳番地は、まわりの空気や他人の気持ちを察し、それをもとにして自分の感情を作り出します。文章に流れるものを自分なりに受け取り、それに対して自分がどう思ったか意識して音読してみましょう。

今日の一文

20

お参《まい》りと音読《おんどく》には、深《ふか》い関係性《かんけいせい》がある

私《わたし》の祖父《そふ》は朝《あさ》のお参《まい》りを欠《か》かしませんでした。毎朝《まいあさ》、近所《きんじょ》の十二神社《じゅうにじんじゃ》へ行《い》きましたし、家《いえ》には神棚《かみだな》と仏壇《ぶつだん》があって、両方《りょうほう》を拝《おが》んでいました。

日本人《にほんじん》が習慣《しゅうかん》とする神社仏閣《じんじゃぶっかく》へのお参《まい》りと音読《おんどく》には、深《ふか》い関係性《かんけいせい》があります。

	1回め	2回め	3回め
朝 読んだ	✓		
夜思い出せた	✓		
翌朝も言えた	✓		

神道《しんどう》でも仏教《ぶっきょう》でも、礼拝《れいはい》には一定《いってい》のルールがあります。これは願《ねが》いごとや感謝《かんしゃ》の気持《きも》ちを声《こえ》に出《だ》して唱《とな》えますよね。これはまさしく音読《おんどく》です。祖父《そふ》が健康《けんこう》で元気《げんき》だったのは、お参《まい》りという音読《おんどく》を続《つづ》けていたからだと思《おも》えてなりません。

だから朝《あさ》の音読《おんどく》で、その日《ひ》の目標《もくひょう》や希望《きぼう》を声《こえ》に出《だ》してみる。「今日《きょう》の祈《いの》り」のような言葉《ことば》を音読《おんどく》してみてはいかがでしょうか。

今日の一文

21

怒りの気持ちが芽生えたら、まず自分の気持ちを一度、文章に書いてみましょう。

	1回め	2回め	3回め
朝 読んだ	✓		
夜思い出せた	✓		
翌朝も言えた	✓		

「怒《おこ》らないでいられたら、どんなにいいだろう」。皆《みな》さんにも、こんなふうに感《かん》じたことがきっとあるでしょう。

怒《いか》りは、自分《じぶん》では気《き》づきにくいものなのに伝染《でんせん》しやすく、怒《いか》りのために、人間関係《にんげんかんけい》が崩壊《ほうかい》してしまうこともあります。

「怒《いか》り」は、脳《のう》から考《かんが》えても、あまり良《よ》いとはいえません。

怒《おこ》っているときの脳《のう》は、血《ち》が一気《いっき》に集《あつ》められます。よく「頭《あたま》に血《ち》が上《のぼ》る」と言《い》いますが、そのとおり、脳《のう》に血《ち》が上《のぼ》っているのです。血《ち》が脳《のう》に集《あつ》められることで脳圧《のうあつ》が上《あ》がる割《わり》には、うまく脳細胞《のうさいぼう》が酸素《さんそ》を消費《しょうひ》できずに効率《こうりつ》が悪《わる》く、頭《あたま》が働《はたら》かない状態《じょうたい》なのです。

そこで、怒《いか》りの気持《きも》ちが芽生《めば》えたら、まず自分《じぶん》の気持《きも》ちを一度《いちど》、文章《ぶんしょう》に書《か》いてみましょう。怒《いか》りが別《べつ》な気持ちに変わります。

新潟日報「一生成長　Ｄｒの脳番地日記─加藤俊徳」

今日の一文

22

自分《じぶん》に不思議《ふしぎ》とやる気《き》を与《あた》えてくれる場所《ばしょ》に行《い》くことです。

	1回め	2回め	3回め
朝 読んだ	✓		
夜 思い出せた	✓		
翌朝 も言えた	✓		

悩《なや》んだり、迷《まよ》ったり、時《とき》には元気《げんき》をなくしたりすることがあるでしょう。悩《なや》みが深《ふか》く、長《なが》くなれば、脳《のう》の働《はたら》きも停《てい》滞《たい》するものです。このような状態《じょうたい》から脱《だっ》する方法《ほうほう》は、いくつもあった方《ほう》が、日《ひ》ごろから余裕《よゆう》が持《も》てます。

私《わたし》が実践《じっせん》しているのは、自分《じぶん》に不思議《ふしぎ》とやる気《き》を与《あた》えてくれる場所《ばしょ》に行《い》くことです。

そのとっておきの場所《ばしょ》が、実家《じっか》の近《ちか》くにある森林《しんりん》です。春先《はるさき》にゆっくり山道《やまみち》を登《のぼ》っていくと、枯《か》れた落《お》ち葉《ば》を周《まわ》りに敷《し》き詰《つ》めて、スミレがけなげに、しっかり咲《さ》いていま す。

なぜか、このスミレを見《み》ると生《い》きる勇気《ゆうき》が湧《わ》いてきます。

今日《きょう》は、自分《じぶん》を元気《げんき》にしてくれる場所《ばしょ》をよく考《かんが》えて、発《はっ》見《けん》してみましょう。

新潟日報「一生成長　Ｄｒの脳番地日記─加藤俊徳」

今日の一文

23

人《ひと》や環境《かんきょう》に対《たい》して意識《いしき》を向《む》けるだけ

	1回め	2回め	3回め
朝 読んだ	✓		
夜思い出せた	✓		
翌朝も言えた	✓		

強《つよ》いストレスを抱《かか》えているときは、神社《じんじゃ》にお参《まい》りに行《い》くことをお勧《すす》めします。

何《なに》も考《かんが》えず参道《さんどう》を歩《ある》いて太陽《たいよう》の光《ひかり》を浴《あ》び、肌《はだ》で風《かぜ》を感《かん》じるうちに不思議《ふしぎ》と心《こころ》は安《やす》らいでくるものです。

神社《じんじゃ》には、日《ひ》ごろ使《つか》いすぎている思考系脳番地《しこうけいのうばんち》を休《やす》めて、楽《らく》にする働《はたら》きがあります。それは「ここはパワースポットだ」と思《おも》うだけで、右脳《うのう》の感情系脳番地《かんじょうけいのうばんち》が働《はたら》きやすくなるからです。人《ひと》や環境《かんきょう》に対《たい》して意識《いしき》を向《む》けるだけで感情《かんじょう》系《けい》は働《はたら》きます。

神社《じんじゃ》に行《い》って神様《かみさま》にお願《ねが》いごとをするだけではなく、日《ひ》ごろの感謝《かんしゃ》を伝《つた》えてください。感謝《かんしゃ》には人《ひと》の脳《のう》の感受性《かんじゅせい》を向上《こうじょう》させる働《はたら》きがあります。

新潟日報「一生成長 Drの脳番地日記―加藤俊徳」

今日の一文

24

上手《じょうず》に子供《こども》を育《そだ》てゆく、
母親《ははおや》に似《に》て
汽車《きしゃ》の汽笛《きてき》は鳴《な》る。

	1回め	2回め	3回め
朝 読んだ	✓		
夜思い出せた	✓		
翌朝も言えた	✓		

夏《なつ》の日《ひ》の歌《うた》

青《あお》い空《そら》は動《うご》かない、
雲片《くもぎれ》一《ひと》つあるでない。
夏《なつ》の真昼《まひる》の静《しず》かには
タールの光《ひかり》も清《きよ》くなる。

夏《なつ》の空《そら》には何《なに》かがある、
いぢらしく思《おも》はせる何《なに》かがある、
焦《こ》げて図太《ずぶと》い向日葵《ひまわり》が
田舎《いなか》の駅《えき》には咲《さ》いてゐる。

上手《じょうず》に子供《こども》を育《そだ》てゆく、
母親《ははおや》に似《に》て汽車《きしゃ》の汽笛《きてき》は鳴《な》る。
山《やま》の近《ちか》くを走《はし》る時《とき》。

『山羊の歌』より　中原中也

解説

中原中也の作品です。1934年刊行に刊行した詩集『山羊の歌』に収録されています。中原は次の詩集『在りし日の歌』が出る前に結核で亡くなりました（1937年10月22日）。30歳でした。私は山口市湯田温泉にある記念館を訪れたことがあります。

今日の一文

25

人《ひと》によりかからず、
自分《じぶん》らしくいたい。

	1回め	2回め	3回め
朝 読んだ	✓		
夜思い出せた	✓		
翌朝も言えた	✓		

老《お》いてこそ、自分《じぶん》の足《あし》で立《た》ちたい。
人《ひと》によりかからず、自分《じぶん》らしくいたい。
自立《じりつ》したい。私《わたし》はそうありたいのです。

「自立《じりつ》」という言葉《ことば》は、偉《えら》そうに聞《き》こえるかもしれません。

ただ、私《わたし》はこれをとてもシンプルに考《かんが》えています。

自分《じぶん》の頭《あたま》で考《かんが》え、考《かんが》えたことを行動《こうどう》に移《うつ》せる。

それが、自立《じりつ》ではないでしょうか。

『ほんとうの贅沢』吉沢久子（あさ出版）

解説

生活評論家でエッセイストの吉沢久子さんが、97歳のときに出したエッセイです。講演、テレビ出演など精力的に行い、101歳で亡くなりました（2019年３月）。私も講演を拝聴した際、ご高齢を感じさせない話しぶりに感動しました。

今日の一文

26

すぐれて時《とき》めき
給《たまふ》ありけり

	1回め	2回め	3回め
朝 読んだ	✓		
夜思い出せた	✓		
翌朝も言えた	✓		

いづれの御時《おほんとき》にか
女御更衣《にょうごかうい》あまた
さぶらひ給《たまひ》けるなかに

いとやむごとなき際《きわ》にはあらぬが
すぐれて時《とき》めき給《たまふ》ありけり
はじめより我《われ》はと思《おも》ひあがり給《たま》へる
御方《おほんかたがた》〲
めざましきものにおとしめそねみ給《たまふ》

『源氏物語　桐壺』紫式部

解説

古典の授業で習った、あまりにも有名な書き出しです。与謝野晶子による現代語訳を載せておきます。《どの天皇様の御代であったか、女御とか更衣とかいわれる後宮がおおぜいいた中に、最上の貴族出身ではないが深い御愛寵を得ている人があった》

今日の一文

27

精神的《せいしんてき》に向上心《こうじょうしん》のないものは、馬鹿《ばか》だ

	1回め	2回め	3回め
朝 読んだ	✓		
夜思い出せた	✓		
翌朝も言えた	✓		

こういう過去《かこ》を二人《ふたり》の間《あいだ》に通《とお》り抜《ぬ》けて来《き》ているのですから、精神的《せいしんてき》に向上心《こうじょうしん》のないものは馬鹿《ばか》だという言葉《ことば》は、K《ケイ》に取《と》って痛《いた》いに違《ちが》いなかったのです。しかし前《まえ》にもいった通《とお》り、私《わたし》はこの一言《ひとこと》で、彼《かれ》が折角《せっかく》積み上《あ》げた過去《かこ》を蹴散《けち》らしたつもりではありません。かえってそれを今《いま》まで通《どお》り

積《つ》み重《かさ》ねて行《い》かせようとしたのです。それが道《みち》に達《たっ》しようが、天《てん》に届《とど》こうが、私《わたし》は構《かま》いません。私《わたし》はただK《ケイ》が急《きゅう》に生《せい》活《かっ》の方向《ほうこう》を転換《てんかん》して、私《わたし》の利害《りがい》と衝突《しょうとつ》するのを恐《おそ》れたのです。要《よう》するに私《わたし》の言葉《ことば》は単《たん》なる利己心《りこしん》の発現《はつげん》でした。

「精神的《せいしんてき》に向上心《こうじょうしん》のないものは、馬鹿《ばか》だ」

私《わたし》は二度《にど》同《おな》じ言葉《ことば》を繰《く》り返《かえ》しました。そうして、その言《こと》葉《ば》がKの上《うえ》にどう影響《えいきょう》するかを見詰《みつ》めていました。

「馬鹿《ばか》だ」とやがてKが答《こた》えました。「僕《ぼく》は馬鹿《ばか》だ」

『こころ』　夏目漱石（集英社文庫）

解説

『こころ』は夏目漱石が1914年、「朝日新聞」に連載した小説です。中高年なら、高校の現代国語で読んだことがあると思います。紹介したのは主人公に宛てた「先生」からの手紙の１節です。「K」は「先生」の友人ですね。

今日の一文

28

おれもそろそろ、そのとしだ。

	1回め	2回め	3回め
朝 読んだ	✓		
夜 思い出せた	✓		
翌朝 も言えた	✓		

「ね、なぜ旅《たび》に出《で》るの？」

「苦《くる》しいからさ」

「あなたの（苦《くる》しい）は、おきまりで、ちっとも信用《しんよう》できませんせん」

「正岡子規《まさおかしき》三十六《さんじゅうろく》、尾崎紅葉《おざきこうよう》三十七《さんじゅうなな》、斎藤緑雨《さいとうりょくう》三十八《さんじゅうはち》、

国木田独歩《くにきだどっぽ》三十八《さんじゅうはち》、長塚《ながつか》節《たかし》三十七《さんじゅうなな》、芥川龍之介《あくたがわりゅうのすけ》
三十六《さんじゅうろく》、嘉村礒多《かむらいそた》三十七《さんじゅうなな》」
「それは、何《なん》の事《こと》なの？」
「あいつらの死《し》んだとしさ。ばたばた死《し》んでゐる。おれも
そろそろ、そのとしだ。作家《さっか》にとつて、これくらゐの年齢《ねんれい》
の時《とき》が、一《いち》ばん大事《だいじ》で」

『津軽』太宰治

解説
太宰治が故郷を描いた名作の冒頭です。刊行は1944年11月。その３年半後の1948年６月、東京の玉川上水で女性と入水自殺しました。ご遺体が発見されたのは太宰38歳の誕生日でした。

今日の一文

29

見《み》つめた星《ほし》をつかんでやるぞ

	1回め	2回め	3回め
朝 読んだ	✓		
夜思い出せた	✓		
翌朝も言えた	✓		

空手一代《からていちだい》　誓《ちか》った日《ひ》から

命《いのち》も捨《す》てた　名《な》もいらぬ

空手《からて》ひとすじ　バカになり
果《は》てなき修業《しゅぎょう》　まっしぐら
見《み》つめた星《ほし》を　つかんでやるぞ
天下無敵《てんかむてき》の空手《からて》の星《ほし》を
天下無敵《てんかむてき》の空手《からて》の星《ほし》を

「空手バカ一代」

解説
1973年から１年間、放映されました。空手家・大山倍達をモデルにした「週刊少年マガジン」の連載漫画が原作です。アニメの主題歌もマンガ原作者の梶原一騎さんが作詞。作曲は平尾昌晃さん。歌唱は、子門真人さんです。

今日の一文

30

飛《と》べ　飛《と》べ　飛《と》べ
ガッチャマン

誰《だれ》だ　誰《だれ》だ　誰《だれ》だ
空《そら》のかなたに踊《おど》る影《かげ》
白《しろ》い翼《つばさ》のガッチャマン

	1回め	2回め	3回め
朝 読んだ	✓		
夜 思い出せた	✓		
翌朝 も言えた	✓		

命《いのち》をかけて飛《と》び出《だ》せば
科学忍法火《かがくにんぽうひ》の鳥《とり》だ
飛《と》べ　飛《と》べ　飛《と》べ　ガッチャマン
行《い》け　行《い》け　行《い》け　ガッチャマン
地球《ちきゅう》はひとつ　地球《ちきゅう》はひとつ
おおガッチャマン　ガッチャマン

「ガッチャマンの歌」

解説

アニメのタイトルは『科学忍者隊ガッチャマン』。1972年10月から２年間の放映でした。主題歌の作詞は竜の子プロダクション文芸部、作曲は小林亜星さん。続編や劇場アニメ、実写版映画も制作されるなど、半世紀以上前の大ヒット作品です。

今日の一文

31

愛《あい》ってよくわからないけど傷《きず》つく感《かん》じが素敵《すてき》

	1回め	2回め	3回め
朝 読んだ	✓		
夜思い出せた	✓		
翌朝も言えた	✓		

時《とき》は忍《しの》び足《あし》で　心《こころ》を横切《よこぎ》るの
もう話《はな》す言葉《ことば》も浮《う》かばない
あっけないKissのあと
ヘッド・ライト点《とも》して
蝶《ちょう》のように跳《は》ねる　波《なみ》を見《み》た

好《す》きと言《い》わない
あなたのことを
息《いき》を殺《ころ》しながら考《かんが》えてた
愛《あい》ってよくわからないけど
傷《きず》つく感《かん》じが素敵《すてき》
笑《わら》っちゃう　涙《なみだ》の止《と》め方《かた》も知《し》らない
20年《にじゅうねん》も生《い》きてきたのにね

「メイン・テーマ」薬師丸ひろ子（歌唱）

解説　1984年に公開された映画『メイン・テーマ』の主題歌です。映画に主演した薬師丸ひろ子さんが歌唱しました（作詞／松本隆さん、作曲／南佳孝さん）。

感情系脳番地をもっと鍛える タイトル読み

書店の店頭で、あるいはネット書店で、本のタイトル（書名）だけを読むのも感情系脳番地のトレーニングになります。タイトルには作家や出版社の思いが反映されています。読者に親近感を抱かせ、「読んでみよう」と思わせるのがタイトルです。

ここでは、日本の代表的作家の作品を列挙してみます。ぜひ声を出して読んでみてください。

夏目漱石のタイトル

吾輩《わがはい》は猫《ねこ》である　倫敦塔《ろんどんとう》　カーライル博物館《はくぶつかん》　幻影《げんえい》の盾《たて》　琴《こと》のそら音《おと》　一夜《いちや》　薤露行《かいろこう》　趣味《しゅみ》の遺伝《いでん》　坊《ぼ》っちゃん　草枕《くさまくら》　二百十日《にひゃくとおか》　野分《のわき》　虞美人草《ぐびじんそう》　坑夫《こうふ》　三四郎《さんしろう》　それから　門《もん》　彼岸過迄《ひがんすぎまで》　行人《こうじん》　こころ　道草《みちくさ》　明暗《めいあん》

三島由紀夫のタイトル

盗賊《とうぞく》　仮面《かめん》の告白《こくはく》　純白《じゅんぱく》の夜《よる》　愛《あい》の渇《かわ》き　青《あお》の時代《じだい》　夏《なつ》子《こ》の冒険《ぼうけん》　禁色《きんじき》　にっぽん製《せい》　潮騒《しおさい》　恋《こい》の都《みやこ》　女神《めがみ》　沈《しず》める滝《たき》　幸福号出帆《こうふくごうしゅっぱん》　金閣寺《きんかくじ》　永《なが》すぎた春《はる》　美徳《びとく》のよろめき　鏡子《きょうこ》の家《いえ》　宴《うたげ》のあと　お嬢《じょう》さん　獣《けもの》の戯《たわむ》れ　愛《あい》の疾走《しっそう》　午後《ごご》の曳航《えいこう》　肉体《にくたい》の学校《がっこう》　美《うつく》しい星《ほし》　絹《きぬ》と明察《めいさつ》　命売《いのちう》ります　音楽《おんがく》　三島由紀夫《みしまゆきお》レター教室《きょうしつ》　夜会服《やかいふく》　複雑《ふくざつ》な彼《かれ》　春《はる》の雪《ゆき》　奔馬《ほんば》　暁《あかつき》の寺《てら》　天人五衰《てんにんごすい》

column 3

Q 脳の働きが全盛期を迎えるのは何歳くらいですか？

A 40代から50代にかけて、まさに脳の働き盛りです。

脳の「枝ぶり」が成長して、脳内の８つの「脳番地」にしっかりしたネットワークが形成されるのは30歳の頃です。だから私は、「30歳が脳の成人式」と考えています。

ただし、問題はそこからの成長です。言うまでもなく、さまざまな経験を重ね、新しい刺激を与えて鍛えなければ、脳はなかなか成長することができません。さらに40代後半になると、アミロイドβ（アミノ酸からなるペプチドの１種）などの「老廃物」が脳内に溜まりやすくなります。そのため、中高年は、脳を鍛えても老化が進むのではないかと思われるかもしれません。

しかし、30歳を過ぎてから成長のピークを迎える脳の部位があります。私が「超脳野」（スーパーブレインエリア）と名づけた、「超側頭野」「超頭頂野」「超前頭野」の３つです。順に説明しましょう。

「超側頭野」は記憶力と知識力に関係し、30代がピークです。

次の「超頭頂野」は、インプットした情報を統合して理解や分析をします。ピークは40代です。

そして「超前頭野」は実行力や判断力を司り、50代で成長のピークを迎えます。とくに、この「超前頭野」はクリエイティブな機能を持ち、100歳でも成長を続けることが分かっています。

以上のことから言えるのは、社会に出て人と接し、たくさんの経験を積んだ40代から50代が、脳の本番ということです。

たとえば65歳から、日記を書き始めたり、毎朝音読を続けることで、100歳まで脳の働きは衰えることなく、充実して人生を送ることができるのです。

第4章

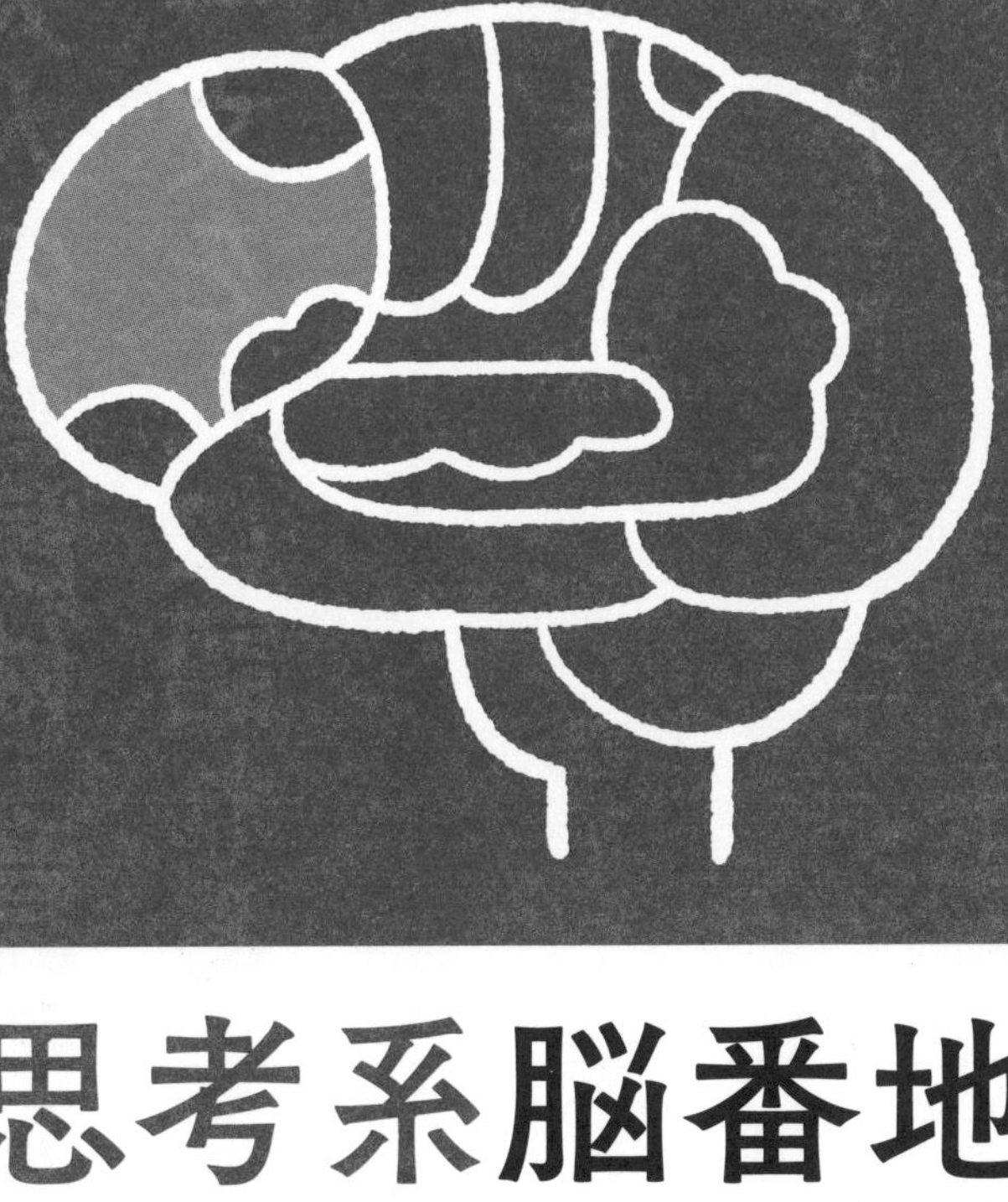

思考系脳番地を鍛える

思考系脳番地は、脳の前方にある前頭葉に位置し、考える力や集中力を司ります。「これが面白い！」という、好奇心を生み出して取捨選択したり、「自分はこうなりたい」と強く望んだりする、高度な機能を持った自分の意志の中枢です。「脳の司令塔」と呼んでもいいでしょう。

今日の一文

32

大人《おとな》の音読《おんどく》は、音読《おんどく》した一文《いちぶん》を人《ひと》に語《かた》れる

	1回め	2回め	3回め
朝 読んだ	✓		
夜思い出せた	✓		
翌朝も言えた	✓		

音読《おんどく》したいと思《おも》う一文《いちぶん》を探《さが》すことで、好奇心《こうきしん》が刺激《しげき》されます。

大人《おとな》は子《こ》どもと異《こと》なって、好奇心《こうきしん》を自分《じぶん》で育《そだ》てていかなければなりません。子《こ》どもの頃《ころ》に持《も》っていた新鮮《しんせん》な感覚《かんかく》が失《うしな》われているのです。

その新鮮《しんせん》な感覚《かんかく》を、音読《おんどく》する一文《いちぶん》を探《さが》すことで引《ひ》き出《だ》しましょう。単《たん》に読《よ》むだけではなく、自分《じぶん》がいいと思《おも》う一文《いちぶん》、感動《かんどう》する一文《いちぶん》を発見《はっけん》する行為《こうい》が大人《おとな》の好奇心《こうきしん》を育《そだ》てます。それは自分《じぶん》の人生《じんせい》を再確認《さいかくにん》し、生《い》きるうえでの新《あたら》しい価値《かち》を見出《みいだ》すことでもあります。

大人《おとな》には大人《おとな》なりの音読《おんどく》があると私《わたし》は考《かんが》えています。大人《おと》なの音読《おんどく》は、音読《おんどく》した一文《いちぶん》を人《ひと》に語《かた》れるということです。自分《じぶん》の理解《りかい》や知識《ちしき》を人《ひと》に語《かた》ることで、一文《いちぶん》から会話《かいわ》も広《ひろ》がる。それが大人《おとな》の音読《おんどく》です。

今日の一文

33

自分《じぶん》を褒《ほ》める練習《れんしゅう》を今日《きょう》からしてみましょう。

	1回め	2回め	3回め
朝　読んだ	✓		
夜思い出せた	✓		
翌朝も言えた	✓		

長岡高校《ながおかこうこう》に入《はい》ると、自分以外《じぶんいがい》の同学年生全員《どうがくねんせいぜんいん》が、天才《てんさい》に見《み》えました。

こうした時《とき》とくに大切《たいせつ》なのは、自分《じぶん》に怒《おこ》らないことです。

怒《おこ》ることで、脳《のう》の働《はたら》きはとても非効率《ひこうりつ》になります。

一度怒《いちどおこ》ってしまうと脳《のう》の酸素《さんそ》を効率《こうりつ》よく消費《しょうひ》できずに、

脳《のう》の血圧《けつあつ》だけが無駄《むだ》に上《あ》がってしまいます。そして、回復《かいふく》するまでに30分《さんじゅっぷん》、長《なが》ければ1時間以上《いちじかんいじょう》もかかります。気《き》持《も》ちがキレたり、折《お》れたりしてしまうとき、同《おな》じように脳《のう》は非効率《ひこうりつ》になっています。

対策《たいさく》として自分《じぶん》を褒《ほ》める練習《れんしゅう》を今日《きょう》からしてみましょう。自分《じぶん》を正《ただ》しく褒《ほ》めてみましょう。

そのために、五《いつ》つ自分《じぶん》の良《い》いところを書《か》き出《だ》してみましょう。自分《じぶん》を褒《ほ》める力《ちから》が脳《のう》を効率《こうりつ》よく働《はたら》かせます。

新潟日報「一生成長　Ｄｒの脳番地日記―加藤俊徳」

今日の一文

34

いま一度《いちど》、文字《もじ》に書《か》いてみましょう。

人生《じんせい》の岐路《きろ》に立《た》った時《とき》など、物事《ものごと》を自分《じぶん》で決《き》める時《とき》には「思考系脳番地《しこうけいのうばんち》」を使《つか》います。

思考系脳番地《しこうけいのうばんち》は、高校《こうこう》に入学《にゅうがく》する頃《ころ》にようやく勢《いきお》いよく成長《せいちょう》し始《はじ》めます。ですから20歳《にじゅっさい》の頃《ころ》は、日々《ひび》考《かんが》え方《かた》が変《か》わるほど進化《しんか》している最中《さいちゅう》です。

	1回め	2回め	3回め
朝 読んだ	✓		
夜 思い出せた	✓		
翌朝 も言えた	✓		

ところが、50歳《ごじゅっさい》を過《す》ぎ、毎日《まいにち》がマンネリ化《か》して二者択《にしゃたく》一《いっ》を真剣《しんけん》にしなければならない場面《ばめん》が減《へ》ってしまうと、思《し》考系《こうけい》は劣化《れっか》しかねません。

ただし脳《のう》は、努力次第《どりょくしだい》で日々成長《ひびせいちょう》します。今《いま》の自分《じぶん》が、半年先《はんとしさき》まで同《おな》じ自分《じぶん》であることを信《しん》じないことです。志《こころざし》を貫《つらぬ》く気持《きも》ちがあれば、自分《じぶん》に妥協《だきょう》しないことです。

まず、進路《しんろ》を決《き》める時《とき》には、自分《じぶん》にとっての道《みち》は何《なに》か、をはっきりさせましょう。

いま一度《いちど》、文字《もじ》に書《か》いてみましょう。

新潟日報「一生成長　Ｄｒの脳番地日記―加藤俊徳」

今日の一文

35

お茶菓子《ちゃがし》は甘《あま》さ控《ひか》えめに。

	1回め	2回め	3回め
朝 読んだ	✓		
夜思い出せた	✓		
翌朝も言えた	✓		

最近《さいきん》、体重《たいじゅう》が増《ふ》えすぎると、脳《のう》の前頭葉《ぜんとうよう》の働《はたら》きが低下《ていか》することがわかってきました。脳番地《のうばんち》でみると、おでこの真《ま》下《した》にある思考系《しこうけい》が働《はたら》かず、考《かんが》えがまとまらずぼーっとしやすくなるということです。

肥満《ひまん》でない人《ひと》でも、脳《のう》の働《はたら》きを自覚《じかく》する体験《たいけん》があると思《おも》います。根《こん》を詰《つ》めて仕事《しごと》をした後《あと》、あるいは、勉強疲《べんきょうづか》れの後《あと》、一服《いっぷく》しようとお茶《ちゃ》とともに甘《あま》いお菓子《かし》を食《た》べます。食《た》べてしばらくすると、もう腰《こし》を上《あ》げて、仕事《しごと》や勉強《べんきょう》に戻《もど》りたくなくなります。

これは、すでに思考系《しこうけい》の働《はたら》きが低下《ていか》して集中力《しゅうちゅうりょく》を失《うしな》いかけている状態《じょうたい》なのです。

お茶菓子《ちゃがし》は甘《あま》さ控《ひか》えめに。自分《じぶん》で思考系脳番地《しこうけいのうばんち》を休《やす》ませすぎないようにしましょう。

新潟日報「一生成長　Drの脳番地日記―加藤俊徳」

今日の一文

36

（覆《くつがえ》された宝石《ほうせき》）のやうな朝《あさ》

	1回め	2回め	3回め
朝　読んだ	✓		
夜思い出せた	✓		
翌朝も言えた	✓		

（覆《くつがえ》された宝石《ほうせき》）のやうな朝《あさ》
何人《なんぴと》か戸口《とぐち》にて誰《だれ》かとさゝやく
それは神《かみ》の生誕《せいたん》の日《ひ》。

『天気』西脇順三郎（講談社文芸文庫）

解説

詩人・英文学者。1933年に、日本語での最初の詩集『Ambarvalia』（アンバルワリア）に収録されました。「アンバルワリア」とは、ラテン語で古代ローマの豊饒の祭りの意。出典の書名は『旅人かへらず』。

今日の一文

37

脳《のう》は自分《じぶん》で育《そだ》てられる

1回め 2回め 3回め

朝 読んだ ✓
夜思い出せた ✓
翌朝も言えた ✓

「脳《のう》づくり」の基礎《きそ》は、「自分《じぶん》の脳《のう》の可能性《かのうせい》」を知《し》ることから始《はじ》まります。

『脳は自分で育てられる』加藤俊徳(光文社)

解説

2008年3月25日に出版された本書の副題は「MRIから見えてきた「あなたの可能性」で、私の一般書として初めての作品です。
すべての人が脳に個性を持っているのです。

今日の一文

38

「己《おのれ》に対《たい》して忠実《ちゅうじつ》なれ」ということが一番大切《いちばんたいせつ》

最後《さいご》に、最《もっと》も大切《たいせつ》なる訓《おしえ》……己《おのれ》に対《たい》して忠実《ちゅうじつ》なれ、さすれば夜《よる》の昼《ひる》に継《つ》ぐが如《ごと》く、他人《たにん》に対《たい》しても忠実《ちゅうじつ》ならん。

（坪内逍遥《つぼうちしょうよう》訳《やく》『ハムレット』第一幕第三場《だいいちまくだいさんば》より）

これは、シェイクスピアが老《ろう》ポローニアスの口《くち》を通《つう》じて語《かた》らせている教訓《きょうくん》である。息子《むすこ》が旅《たび》に出《で》ようとしていると

	1回め	2回め	3回め
朝 読んだ	✓		
夜思い出せた	✓		
翌朝も言えた	✓		

きに、この老侍従長《ろうじじゅうちょう》は人生《じんせい》の知恵《ちえ》のかたまりみたいなものをつぎからつぎへと並《なら》べ立《た》ててゆく。その中《なか》には「借手《かりて》にもなるな貸手《かして》にもなるな。借金《しゃっきん》は倹約《けんやく》の刃鋒《じんぽう》を鈍《にぶ》くし、貸金《かしきん》は動《やや》もすればその元金《もと》を失《うしな》いまたその友《とも》をも失《うしな》う」などという、たいへん有名《ゆうめい》な教訓《きょうくん》もある。しかし老《ろう》ポローニアスは、つまりシェイクスピアは、そうしたもろもろの教《きょう》訓《くん》よりも、「己《おのれ》に対《たい》して忠実《ちゅうじつ》なれ」ということが一番大切《いちばんたいせつ》なのだ、と教《おし》えている。

『知的生活の方法』渡部昇一（講談社現代新書）

解説

この本は今から半世紀近く前の1976年に出版され、日本に「知的」ブームを巻き起こしたベストセラーです。私は、著者の渡部昇一先生と個人的にご縁がありました。ラテン語をすらすら暗誦されるなど、あまりの博学ぶりに驚嘆したことを今も覚えています。

今日の一文

39

去年《きょねん》より海《うみ》の汚染度《おせんど》はひどくなっています。

「排気《はいき》ガスと工場《こうじょう》の煙《けむり》で、大気《たいき》が汚染《おせん》されています。企《き》業《ぎょう》のたれ流《なが》しで海《うみ》がすっかり汚《よご》れました。去年《きょねん》の今頃《いまごろ》は、お魚《さかな》の中《なか》のPCB《ピーシービー》で世間《せけん》が大騒《おおさわ》ぎになりました。あれから一年《いちねん》、新聞《しんぶん》は書《か》かなくなりましたが、PCB《ピーシービー》がなくなったわけではありません。去年《きょねん》より海《うみ》の汚染度《おせんど》はひどくなって

	1回め	2回め	3回め
朝 読んだ	✓		
夜思い出せた	✓		
翌朝も言えた	✓		

います。それからお豆腐《とうふ》の中《なか》に入《はい》っているAF2《エーエフツー》、これは学者《がくしゃ》たちが人体《じんたい》に有害《ゆうがい》であるという警告《けいこく》を度々発表《たびたびはっぴょう》しているにもかかわらず、厚生省《こうせいしょう》は規制《きせい》しようとしません。こうした食品添加物《しょくひんてんかぶつ》については、慢性毒性《まんせいどくせい》の研究《けんきゅう》が不完全《ふかんぜん》なまま で、市販《しはん》され、カマボコや魚肉《ぎょにく》ソーセージの中《なか》に入《はい》っているのです」

有吉佐和子『複合汚染』(新潮文庫)

解説
農薬や食品添加物、工業廃液などが自然環境を破壊する公害を小説の形で訴えています。私は子どもの頃、身近で公害問題(新潟水俣病。1965年)に接し、大人になってからこの本を読みなおしました。

今日の一文

40

誰《だれ》かが、諸々《もろもろ》の事実《じじつ》や理論《りろん》を総合《そうごう》する

われわれは、今《いま》までに知《し》られてきたことの総和《そうわ》を結《むす》び合《あ》わせて一《ひと》つの全一的《ぜんいってき》なものにするに足《た》りる信頼《しんらい》できる素材《そざい》が、今《いま》ようやく獲得《かくとく》されはじめたばかりであることを、はっきりと感《かん》じます。ところが一方《いっぽう》では、ただ一人《ひとり》の人間《にんげん》の頭脳《ずのう》が、学問全体《がくもんぜんたい》の中《なか》の一《ひっ》つの小《ちい》さな専門領域《せんもんりょういき》以上《いじょう》のも

朝　読んだ　1回め ✓　2回め　3回め
夜思い出せた　1回め ✓　2回め　3回め
翌朝も言えた　1回め ✓　2回め　3回め

のを十分《じゅうぶん》に支配《しはい》することは、ほとんど不可能《ふかのう》に近《ちか》くなってしまったのです。この矛盾《むじゅん》を切《き》り抜《ぬ》けるには（われわれの真《しん》の目的《もくてき》が永久《えいきゅう》に失《うしな》われてしまわないようにするためには）、われわれの中《なか》の誰《だれ》かが、諸々《もろもろ》の事実《じじつ》や理論《りろん》を総合《そうごう》する仕事《しごと》に思《おも》い切《き》って手《て》を着《つ》けるより他《ほか》には道《みち》がないと思《おも》います。たとえその事実《じじつ》や理論《りろん》の若干《じゃっかん》については、又聞《またぎ》きで不完全《ふかんぜん》にしか知《し》らなくとも、また物笑《ものわら》いの種《たね》になる危険《きけん》を冒《おか》しても、そうするより他《ほか》には道《みち》がないと思《おも》うのです。

『生命とは何か──物理的にみた生細胞』E・シュレディンガー（岩波新書）

今日の一文

41

この構造《こうぞう》は生物学的《せいぶつがくてき》にかなり興味深《きょうみぶか》い新《あたら》しい特徴《とくちょう》を持《も》つ。

デオキシリボ核酸《かくさん》（DNA《ディーエヌエー》）の塩《えん》の構造《こうぞう》を提案《ていあん》したい。この構造《こうぞう》は生物学的《せいぶつがくてき》にかなり興味深《きょうみぶか》い新《あたら》しい特徴《とくちょう》を持《も》つ。

我々《われわれ》の構造《こうぞう》を考案《こうあん》した時点《じてん》では、そこで発表《はっぴょう》された結果《けっか》の詳細《しょうさい》については知《し》らなかった。この構造《こうぞう》は、公表《こうひょう》されている実験《じっけん》データと立体《りったい》化学的《かがくてき》な議論《ぎろん》に基《もと》づいている。

	1回め	2回め	3回め
朝 読んだ	✓		
夜 思い出せた	✓		
翌朝も言えた	✓		

We《ウィー》 wish《ウィッシュ》 to《トゥー》 suggest《サジェスト》 a《ア》 structure《ストラクチャー》 for《フォー》 the《ザ》 salt《ソルト》 of《オブ》 deoxyribose《ディオキシリボース》 nucleic《ヌクレイック》 acid《アシッド》 (D.N.A.)《ディーエヌエー》. This《ディス》 structure《ストラクチャー》 has《ハズ》 novel《ノヴェル》 features《フィーチャーズ》 which《ウィッチ》 are《アー》 of《オブ》 considerable《コンシダラブル》 biological《バイオロジカル》 interest《インタレスト》.

We《ウィー》 were《ワー》 not《ノット》 aware《アウェア》 of《オブ》 the《ザ》 details《ディテイルズ》 of《オブ》 the《ザ》 results《リザルツ》 presented《プレゼンテッド》 there《ゼア》 when《ウェン》 we《ウィー》 devised《デバイズド》 our《アワー》 structure《ストラクチャー》, which《ウィッチ》 rests《レスツ》 mainly《メインリー》 though《ゾウ》 not《ノット》 entirely《エンタイアリー》 on《オン》 published《パブリッシュド》 experimental《エクスペリメンタル》 data《データ》 and《アンド》 stereo《ステレオ》-chemical《ケミカル》 arguments《アーギュメンツ》.

WATSON JD, CRICK FH. Molecular structure of nucleic acids; a structure for deoxyribose nucleic acid. Nature. 1953 Apr 25;171（4356）:737-8. doi: 10.1038/171737a0.

解説 DNAの「二重らせん構造」を世界で初めて発表した有名な論文です。イギリスの科学雑誌「ネイチャー」に掲載されました。1953年４月のことです。

今日の一文

42

天才《てんさい》は寧《むし》ろ努力《どりょく》を発明《はつめい》する

天才《てんさい》とは努力《どりょく》し得《う》る才《さい》だ、といふゲエテの有名《ゆうめい》な言葉《ことば》は、殆《ほとん》ど理解《りかい》されてゐない。努力《どりょく》は凡才《ぼんさい》でもするからである。然《しか》し、努力《どりょく》を要《よう》せず成功《せいこう》する場合《ばあい》には努力《どりょく》はしまい。彼《かれ》には、いつもさうであって欲《ほ》しいのである。天才《てんさい》は寧《むし》ろ努《ど》力《りょく》を発明《はつめい》する。凡才《ぼんさい》が容易《ようい》と見《み》る処《ところ》に、何故《なぜ》、天才《てんさい》は難問《なんもん》

	1回め	2回め	3回め
朝 読んだ	✓		
夜思い出せた	✓		
翌朝も言えた	✓		

を見《み》るといふ事《こと》が屢々《しばしば》起《おこ》るのか。詮《せん》ずるところ、強《つよ》い精神《せいしん》は、容易《ようい》な事《こと》を嫌《きら》ふからだといふ事《こと》にならう。自由《じゆう》な創造《そうぞう》、たゞそんな風《ふう》に見《み》えるだけだ。制約《せいやく》も障碍《しょうがい》もない處《ところ》で、精《せい》神《しん》はどうしてその力《ちから》を試《ため》す機会《きかい》を掴《つか》むか。何處《どこ》にも困難《こんなん》がなければ、当然進《とうぜんすす》んで困難《こんなん》を発明《はつめい》する必要《ひつよう》を覚《おぼ》えるだらう。それが凡才《ぼんさい》には適《かな》はぬ。抵抗物《ていこうぶつ》のないところに想像《そうぞう》といふ行為《こうい》はない。

『モオツァルト』小林秀雄（新潮文庫）

解説 本書には、この他に「モオツァルトのかなしさは疾走する。涙は追いつけない」という、1文音読におすすめの文があります。

思考系脳番地をもっと鍛える うしろ読み

本には「まえがき」と「あとがき」がありますよね。その「あとがき」を音読するのが「うしろ読み」です。著者が何を伝えたかったのか、原稿を書き終えて何を思ったのか、執筆中に苦心したことはないかなど、文章の背景に考えをめぐらせると、思考系脳番地のトレーニングになります。ここでは、私の著作から「あとがき」を紹介します。

『あなたの頭がもっと冴える！ 8つの脳タイプ』（マガジンハウス）

100%、自分に自信があるという人は少ないと思います。
ほとんどの人が、どことなく不安を持ち、

自分に自信がないところを持っているというのが、多くの人たちの人生と脳を見ながら過ごしてきた感想です。

しかし、ＭＲＩ脳画像で自分の脳の使い方を知った人たちはみな、それ以前の自分から半歩、あるいは１歩、２歩前進し、変化していきます。

column 4

Q 音読することのメリットはどういうことですか？

A 体も頭も健康に保つことができることです。

WHO（世界保健機関）は2020年11月25日に、「運動・身体活動および座位行動に関するガイドライン」というレポートを発表しました。冒頭に《重要なメッセージ》として、次の６つを挙げています。

１．身体活動は心身の健康に寄与する。

２．少しの身体活動でも何もしないよりは良い。多い方がより良い。

３．すべての身体活動に意味がある。

４．筋力強化はすべての人の健康に役立つ。

５．座りすぎで不健康になる。

６．身体活動を増やし、座位行動を減らすことにより、すべての人が健康効果を得られる。（日本語版から。原文のまま）

要するに、「運動しないと衰えて病気になりますよ。定期的に運動しましょう」と言っているわけです。

音読は、胸、喉、声帯、鼻、口、舌を動かす筋肉運動です。ＷＨＯの表現に倣えば「身体活動」ですね。

WHOは座ってばかりいることを戒めていますが、座位のままでも、口は動かせます。音読で声を出すために筋肉を動かし、自分の声を耳で聴く。それが脳を元気にさせていきます。

老化しない生き方のためには、いかに「身体活動」を続けるかが大切なテーマになります。

WHOのレポートには「すべての身体活動に意味がある」「思考力、学習力、幸福感を高める」とありましたが、大人が「身体運動」である音読を習慣にすることは、脳を元気なまま保ち、幸福感を得る効果があるといえます。

第5章

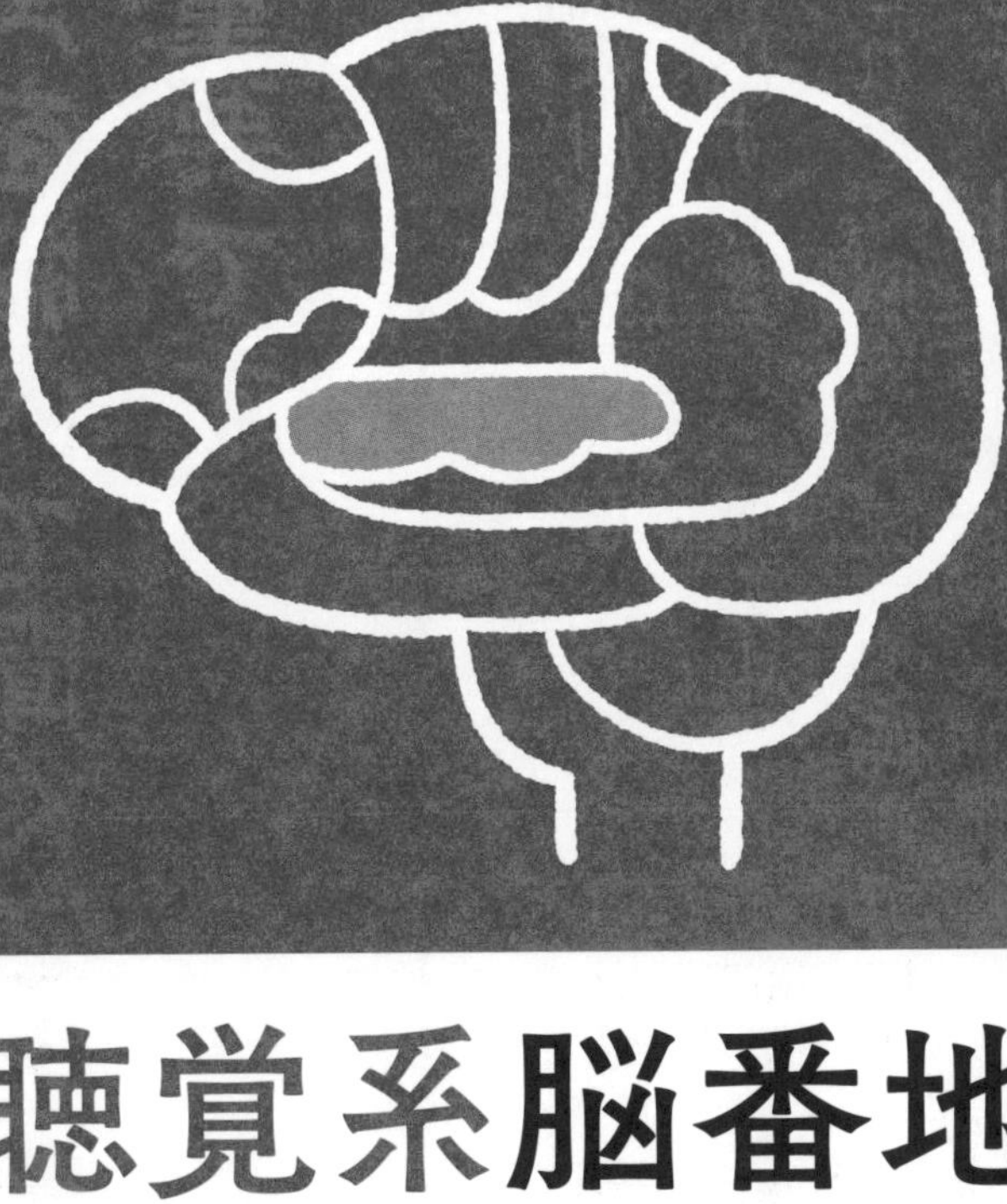

聴覚系脳番地を鍛える

聴覚系脳番地は、脳へ情報をインプットする入り口です。右脳と左脳それぞれにあり、右脳側はまわりの音に注意を払い、左脳側は言葉を聞き取ってくれます。音読は、この「聴覚系脳番地」で自分の声を聞く行為です。自分の声を聞くことが脳を育ててくれるのです。

今日の一文

43

声《こえ》を脳内《のうない》で聞《き》くことが重要《じゅうよう》です。

	1回め	2回め	3回め
朝 読んだ	✓		
夜思い出せた	✓		
翌朝も言えた	✓		

音読《おんどく》は口《くち》を動《うご》かさなくてもできます。朝《あさ》、音読《おんどく》した言葉《ことば》を思《おも》い出《だ》すときに、頭《あたま》の中《なか》に自分《じぶん》の声《こえ》を響《ひび》かせるのです。

私《わたし》はこれを「脳内音読《のうないおんどく》」と呼《よ》んでいます。

音読《おんどく》で1回《いっかい》、声《こえ》を出《だ》すと、頭《あたま》の中《なか》に自分《じぶん》の声《こえ》が響《ひび》きやすくなります。これは音読《おんどく》したときの声《こえ》が頭《あたま》の中《なか》で響《ひび》き、言《こと》葉《ば》として覚《おぼ》えているからです。脳内音読《のうないおんどく》を繰《く》り返《かえ》せば、日常生活《にちじょうせいかつ》でも「言語《げんご》で考《かんが》える力《ちから》」が衰《おとろ》えなくなります。たとえば通勤電車内《つうきんでんしゃない》で好《す》きな文《ぶん》庫本《こぼん》を読《よ》むときも、脳内音読《のうないおんどく》をしてみましょう。声《こえ》を脳内《のうない》で聞《き》くことが重要《じゅうよう》です。

今《いま》この本《ほん》をお読《よ》みになっているあなたは、ご自分《じぶん》の声《こえ》が聞《き》こえていますか？

今日の一文

44

耳《みみ》から聞《き》いた言葉《ことば》を漢字《かんじ》にする訓練《くんれん》

	1回め	2回め	3回め
朝 読んだ	✓		
夜思い出せた	✓		
翌朝も言えた	✓		

近頃《ちかごろ》、漢字《かんじ》が即座《そくざ》に書《か》けなくなっていることを自覚《じかく》するようになり、時々《ときどき》練習《れんしゅう》するようになりました。

はっきり自覚《じかく》したのは、目《め》でひらがなを読《よ》んで漢字《かんじ》にするより、耳《みみ》から聞《き》いた言葉《ことば》を漢字《かんじ》にする能力《のうりょく》が問題《もんだい》だということでした。本《ほん》も年間《ねんかん》10冊《じゅっさつ》近《ちか》く執筆《しっぴつ》して、毎日《まいにち》のようにパソコンで漢字《かんじ》を打《う》ち込《こ》んでいるにも関《かか》わらず、「耳《みみ》から聞《き》いた言葉《ことば》を漢字《かんじ》にする訓練《くんれん》」は日頃《ひごろ》、ほとんどしていないのが問題《もんだい》だと反省《はんせい》しました。

夜《よる》、時間《じかん》を見《み》つけては、次男《じなん》と漢字対戦《かんじたいせん》ゲームをやっています。「らっかせい」「ええ、落下星《らっかせい》?」「違《ちが》うよ、大好《だいこう》物《ぶつ》でピーナツよく食《た》べているのに」という具合《ぐあい》で、まだまだ練習《れんしゅう》が必要《ひつよう》です。

1日4問《いちにちよんもん》でもやると脳《のう》が動《うご》いている感《かん》じがしてきます。

今日の一文

45

自分《じぶん》がその役《やく》になったつもりで音読《おんどく》する

朝 読んだ
夜思い出せた
翌朝も言えた

	1回め	2回め	3回め
朝 読んだ	✓		
夜思い出せた	✓		
翌朝も言えた	✓		

脳内音読《のうないおんどく》は口《くち》を動《うご》かさず、声《こえ》を出《だ》しませんから、口腔運《こうくううん》動《どう》は抑制《よくせい》されます。

しかし声《こえ》を意識《いしき》して思《おも》い出《だ》すことで、読《よ》んだフレーズが脳内《のうない》でぐるぐると回転《かいてん》します。

もし、そのフレーズがドラマや映画《えいが》のセリフだとしたら、出演《しゅつえん》していた俳優《はいゆう》さんに成《な》り代《か》わって言《い》ってみるのもいいでしょう。

モノマネではなく、自分《じぶん》がその役《やく》になったつもりで音読《おんどく》するのです。

あるいは歴史上《れきしじょう》の人物《じんぶつ》でもかまいません。極端《きょくたん》な例《れい》を挙《あ》げれば、あなたがリンカーンになって「オブ・ザ・ピープル……」と言《い》ってみる。「なりきり音読《おんどく》」ですね。

「なりきり音読《おんどく》」は、朝《あさ》の音読《おんどく》と脳内音読《のうないおんどく》、どちらでも可《か》能《のう》です。

今日の一文

46

ラジオをよく聴《き》く人《ひと》は、記《き》憶《おく》力《りょく》も良《よ》くなります。

	1回め	2回め	3回め
朝 読んだ	✓		
夜思い出せた	✓		
翌朝も言えた	✓		

「ええ、何《なに》？」という聞《き》き返《かえ》しをよくする人《ひと》は、脳《のう》の「聞《き》く力《ちから》」が衰《おとろ》えているかもしれません。

一番症状《いちばんしょうじょう》が重《おも》いのは言葉《ことば》が聞《き》こえても脳《のう》で理解《りかい》できない認知症《にんちしょう》の症状《しょうじょう》です。言葉《ことば》は脳《のう》の「聴覚系脳番地《ちょうかくけいのうばんち》」で聞《き》き分《わ》けます。この時《とき》、左脳《さのう》の海馬《かいば》とその周囲《しゅうい》がしっかり働《はたら》いて、「その言葉《ことば》は聞《き》いたことがある」と自動的《じどうてき》に自分《じぶん》の「記憶系脳番地《きおくけいのうばんち》」が反応《はんのう》しないと、「ええ、何《なに》?」が起《お》こるのです。

つまり、脳《のう》の「聞《き》く力《ちから》」と脳《のう》の「記憶力《きおくりょく》」とは結《むす》びつきが強《つよ》く、人《ひと》の話《はなし》を聞《き》いて大笑《おおわら》いしたり、楽《たの》しんだりできることは、記憶力《きおくりょく》が達者《たっしゃ》な証拠《しょうこ》なのです。

ラジオをよく聴《き》く人《ひと》は、記憶力《きおくりょく》も良《よ》くなります。仕事《しごと》をしながらの「ながらラジオ」で記憶力《きおくりょく》アップの脳《のう》トレをしているのです。

新潟日報「一生成長 Drの脳番地日記—加藤俊徳」

今日の一文

47

ラジオは、聴覚系脳番地《ちょうかくけいのうばんち》を通《つう》じて記憶力《きおくりょく》を鍛《きた》える

	1回め	2回め	3回め
朝 読んだ	✓		
夜思い出せた	✓		
翌朝も言えた	✓		

以前《いぜん》、私《わたし》が代表《だいひょう》を務《つと》める「脳《のう》の学校《がっこう》」は、大学生8人《だいがくせいはちにん》を対象《たいしょう》に「ラジオを聴《き》き続《つづ》けると、脳《のう》にどのような影響《えいきょう》を与《あた》えるのか」を検証《けんしょう》しました。

驚《おど》いたのは、私《わたし》たちの予想《よそう》を超《こ》えた結果《けっか》が出《で》たことです。

ラジオは耳《みみ》から音楽《おんがく》やパーソナリティーの話《はなし》を聴《き》くので、

言語《げんご》の記憶力《きおくりょく》が高《たか》まると考《かんが》えていました。ところが、脳《のう》の言語記憶《げんごきおく》の脳番地《のうばんち》が活性化《かっせいか》するだけでなく、右脳《うのう》のイメージ記憶《きおく》に関係《かんけい》する脳番地《のうばんち》が最大《さいだい》で2・4倍《にてんよんばい》も成長《せいちょう》していたのです。

ラジオは、聴覚系脳番地《ちょうかくけいのうばんち》を通《つう》じて記憶力《きおくりょく》を鍛《きた》えることで、認知症《にんちしょう》の予防《よぼう》になります。

ラジオを聴《き》きながら仕事《しごと》をすれば、さまざまな脳番地《のうばんち》に適度《てきど》に切《き》り替《か》えができ、快適《かいてき》に過《す》ごせると思《おも》います。

新潟日報「一生成長 Drの脳番地日記―加藤俊徳」

今日の一文

48

掲《ぎゃ》諦《てい》掲《ぎゃ》諦《てい》　波《は》羅《ら》掲《ぎゃ》諦《てい》
波《は》羅《ら》僧《そう》掲《ぎゃ》諦《てい》　菩《ぼ》提《じ》薩《そ》婆《わ》訶《か》

	1回め	2回め	3回め
朝 読んだ	✓		
夜思い出せた	✓		
翌朝も言えた	✓		

観《かん》自《じ》在《ざい》菩《ぼ》薩《さ》　行《ぎょう》深《じん》般《はん》若《にゃ》波《は》羅《ら》蜜《み》多《た》時《じ》
照《しょう》見《けん》五《ご》蘊《うん》皆《かい》空《くう》　度《ど》一《いっ》切《さい》苦《く》厄《やく》　舎《しゃ》利《り》子《し》　色《しき》不《ふ》異《い》空《くう》　空《くう》不《ふ》異《い》
色《しき》　色《しき》即《そく》是《ぜ》空《くう》　空《くう》即《そく》是《ぜ》色《しき》　受《じゅ》想《そう》行《ぎょう》識《しき》　亦《やく》復《ぶ》如《にょ》是《ぜ》　舎《しゃ》利《り》子《し》
是《ぜ》諸《しょ》法《ほう》空《くう》相《そう》　不《ふ》生《しょう》不《ふ》滅《めつ》　不《ふ》垢《く》不《ふ》浄《じょう》　不《ふ》増《ぞう》不《ふ》減《げん》　是《ぜ》故《こ》空《くう》
中《ちゅう》　無《む》色《しき》　無《む》受《じゅ》想《そう》行《ぎょう》識《しき》　無《む》眼《げん》耳《に》鼻《び》舌《ぜっ》身《しん》意《い》　無《む》色《しき》声《しょう》香《こう》味《み》触《そく》

法《ほう》 無《む》眼界《げんかい》 乃至《ないし》無意識界《むいしきかい》 無無明亦《むむみょうやく》 無無明盡《むむみょうじん》 乃《ない》
至《し》無老死《むろうし》 亦無老死盡《やくむろうしじん》 無苦集滅道《むくしゅうめつどう》 無智亦無得《むちやくむとく》 以無《いむ》
所得故《しょとっこ》 菩提薩埵《ぼだいさった》 依般若波羅蜜多故《えはんにゃはらみたこ》 心無罣礙《しんむけげ》 無罣礙《むけげ》
故《こ》 無有恐怖《むうくふ》 遠離一切顛倒夢想《おんりいっさいてんどうむそう》 究竟涅槃《くきょうねはん》 三世諸仏《さんぜしょぶつ》
依般若波羅蜜多故《えはんにゃはらみたこ》 得阿耨多羅三藐三菩提《とくあのくたらさんみゃくさんぼだい》 故知般若《こちはんにゃ》
波羅蜜多《はらみた》 是大神呪《ぜだいじんしゅ》 是大明呪《ぜだいみょうしゅ》 是無上呪《ぜむじょうしゅ》 是無等等《ぜむとうどう》
呪《しゅ》 能除一切苦真実不虚《のうじょいっさいくしんじつふこ》
故説般若波羅蜜多呪《こせつはんにゃはらみたしゅ》 即説呪曰《そくせつしゅわつ》 掲諦掲諦《ぎゃていぎゃてい》 波羅掲諦《はらぎゃてい》
波羅僧掲諦《はらそうぎゃてい》 菩提薩婆訶《ぼじそわか》
般若心経《はんにゃしんぎょう》

解説

私は中学生の頃から、意味も分からないのにこの般若心経に接してきました。朝、般若心経を唱えてから学校に行くと、友だちとの会話がすごくスムーズになってとても不思議でした。朝の音読で自分の声を聞き、脳全体にスイッチが入ったのです。

今日の一文

49

かっぱらっぱ
かっぱらった

かっぱかっぱらった
かっぱらっぱかっぱらった

	1回め	2回め	3回め
朝 読んだ	✓		
夜思い出せた	✓		
翌朝も言えた	✓		

とってちってた
かっぱなっぱかった
かっぱなっぱいっぱかった
かってきってくった

『かっぱ』谷川俊太郎（『ことばあそび歌』福音館書店）

解説　助詞を一文字も使わずに作詩をしている谷川俊太郎さんは、日本語を深く理解し使いこなしていることに驚きました。

今日の一文

50

その心《こころ》ざしを、高《たか》く大《おお》きに立《た》てて

	1回め	2回め	3回め
朝 読んだ	✓		
夜 思い出せた	✓		
翌朝も言えた	✓		

志《こころざし》を高《たか》く大《おお》きにたてて云々《うんぬん》、すべて学問《がくもん》は、はじめよりその心《こころ》ざしを、

高《たか》く大《おお》きに立《た》テて、その奥《おく》を究《きわ》めつくさずはやまじと、かたく思《おも》ひまうくべし、此志《このこころざし》よわくては、学問《がくもん》す、みがたく、倦怠《うみおこた》るもの也《なり》

『うひ山ぶみ』本居宣長（『本居宣長全集』筑摩書房）

解説

本居宣長は江戸時代の国学者です。私は若いころ、脳の使い方と学問へ向き合う心がまえを本書で学びました。彼は「古典籍は暗記するほど何度も繰り返し読むことが大事だ」と述べていますが、脳科学的に正しい指摘です。

今日の一文

51

真《ま》っ赤《か》に燃《も》える
王者《おうじゃ》のしるし

	1回め	2回め	3回め
朝 読んだ	✓		
夜思い出せた	✓		
翌朝も言えた	✓		

思《おも》いこんだら　試練《しれん》の道《みち》を
行《ゆ》くが男《おとこ》の　ど根性《こんじょう》

真《ま》っ赤《か》に燃《も》える　王者《おうじゃ》のしるし
巨人《きょじん》の星《ほし》を　つかむまで
血《ち》の汗流《あせなが》せ　涙《なみだ》をふくな
行《ゆ》け行《ゆ》け飛雄馬《ひゅうま》　どんと行《ゆ》け

「ゆけゆけ飛雄馬」

解説 1968年から1971年にかけて放映されたアニメ『巨人の星』の主題歌です。「週刊少年マガジン」連載作品（原作／梶原一騎さん、画／川崎のぼるさん）のアニメ化で、これ以後、漫画、アニメの続編が製作され、舞台にもなっています。

今日の一文

52

あめゆじゆとてちてけんじや

	1回め	2回め	3回め
朝 読んだ	✓		
夜思い出せた	✓		
翌朝も言えた	✓		

けふのうちに
とほくへいつてしまふわたくしのいもうとよ
みぞれがふつておもてはへんにあかるいのだ
（あめゆじゆとてちてけんじや）

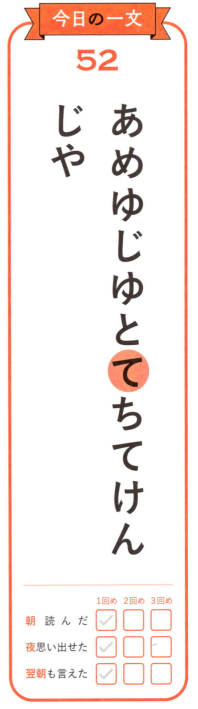

うすあかくいつそう陰惨《いんざん》な雲《くも》から
みぞれはびちよびちよふつてくる
(あめゆじゆとてちてけんじや)

青《あお》い蓴菜《じゅんさい》のもやうのついた
これらふたつのかけた陶椀《とうわん》に
おまへがたべるあめゆきをとらうとして
わたくしはまがつたてつぱうだまのやうに
このくらいみぞれのなかに飛《と》びだした
(あめゆじゆとてちてけんじや)

『永訣の朝』 宮沢賢治

解説

1924年に刊行された宮沢賢治の詩集『春と修羅』に収められた有名な作品です。「あめゆじゆとてちてけんじや」とは、高熱と渇きに苦しむ妹が「雨雪を取ってきてください、賢治兄さん」という意味と言われますが、さまざまな解釈があるようです。

column 5

Q 認知機能の衰えは、音読でカバーできるのでしょうか？

A 時間を計って音読することがおすすめです！

普段から時間を守ろうとしたり、時間の経過を意識することで、記憶系脳番地の中心的役割をしている海馬が活性化しやすくなります。

近年のニュースでよく見る高齢者の「ブレーキペダルとアクセルペダルの踏み間違い」による自動車事故を脳科学的に検討してみましょう。

歳を重ねると、普段できているはずのことができなくなります。普段無意識に記憶している「環境情報」に対して、鈍感になり、実際には記憶していないことが起こります。「環境情報」とは、たとえば今日は寒いのか暑いのかといった自分のまわりのことですが、ブレーキが左、アクセルは右という位置関係も「環境情報」といえます。脳が衰えると、自己認知力も衰えて、自分の置かれた「環境情報」を認知して、記憶しているのか、していないのかわからなくなります。

加えて、処理速度は加齢とともに衰えやすくなります。視覚や聴覚で脳にインプットした情報を処理し、筋力としてアウトプットするまでの反応速度が遅くなります。認知症の症状が現れた人には、誤作動や間違いを起こす頻度が格段に高まることが明らかになっています。記憶力と処理速度が低下し、ブレーキが左でアクセルが右だということを、思い出して確認するのに時間がかかっているわけです。

こうしたエラーを防ぐには、「時間を計って音読する」と良いのです。

・好きなテキストを読むのに何分（何秒）かかるか計る
・１文音読を何回で暗記できるかを数える
・制限時間を決めて、できるだけゆっくりと音読してみる

こうして音読しながら、自分の反応速度を確認してみましょう。

第6章

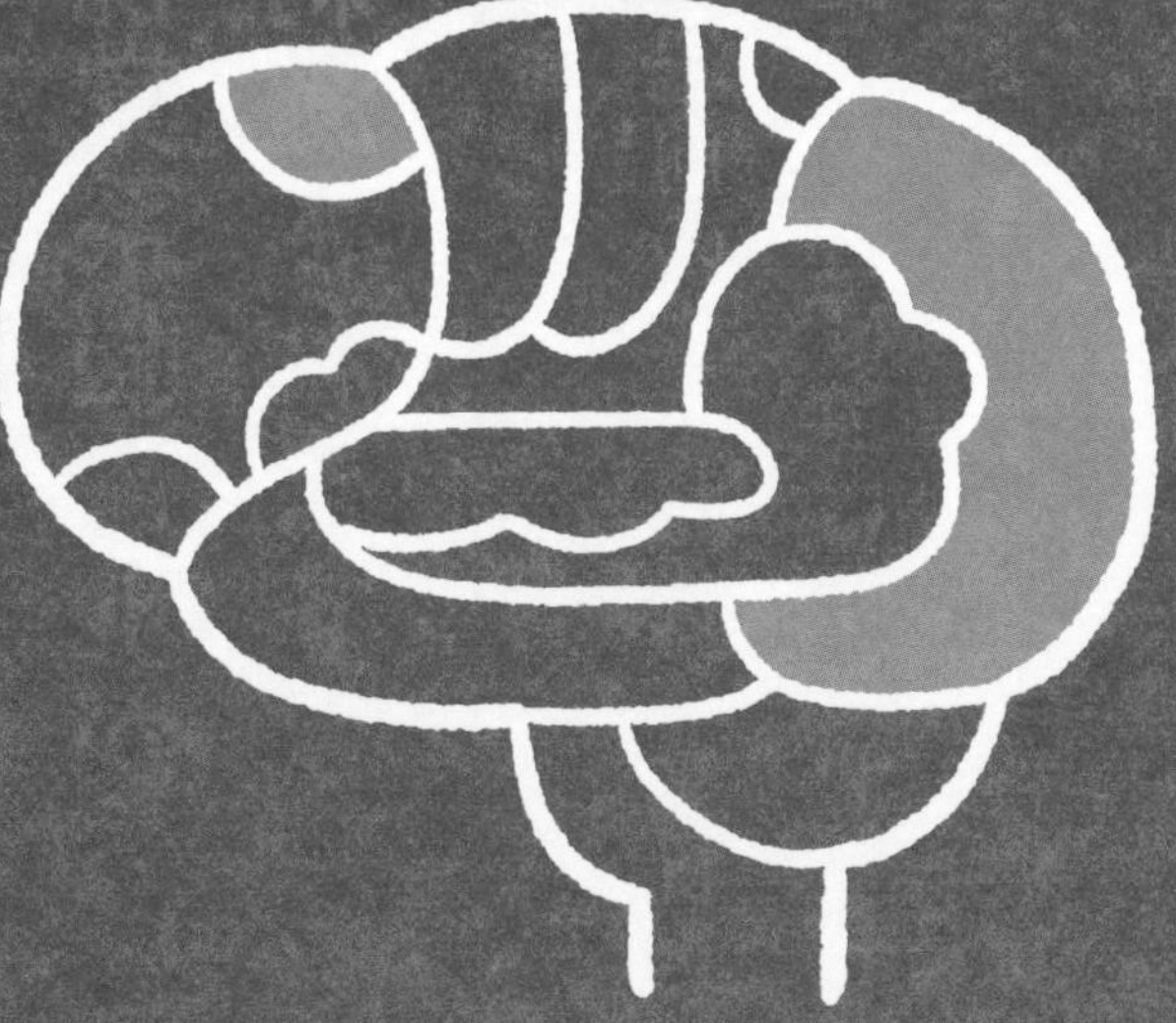

視覚系脳番地を鍛える

仰向けに寝たとき、枕に接する後頭部にあるのが視覚系脳番地です。左脳側は文字を読むときに、右脳側は映像を見るときに使われます。文字を漫然と「見る」のではなく、積極的に「見たい！」と意識して見ることで、視覚系脳番地はより刺激されます。

今日の一文

53

夕日《ゆうひ》をじっと見《み》ることで、視覚系脳番地《しかくけいのうばんち》が刺激《しげき》されます。

	1回め	2回め	3回め
朝 読んだ	✓		
夜 思い出せた	✓		
翌朝 も言えた	✓		

半世紀前《はんせいきまえ》の少年時代《しょうねんじだい》、夕日《ゆうひ》をいつも祖父《そふ》とともに見《み》ていました。夕日《ゆうひ》は海《うみ》にサヨナラして、自宅《じたく》に帰《かえ》る合図《あいず》だったからです。日《ひ》が沈《しず》めば、佐渡《さど》は暗闇《くらやみ》に包《つつ》まれ、空《そら》には月《つき》と星空《ほしぞら》が広《ひろ》がります。

夕日《ゆうひ》が脳《のう》に与《あた》える効果《こうか》の一《ひと》つに、悩《なや》みが改善《かいぜん》しやすいことがあります。夕日《ゆうひ》をじっと見《み》ることで、視覚系脳番地《しかくけいのうばんち》が刺激《しげき》されます。

悩《なや》みが深《ふか》くなると、人《ひと》はこもりがちになり、人《ひと》と接《せっ》することが面倒《めんどう》くさくなるものです。このような症状《しょうじょう》が出《で》ている時《とき》には、決《き》まって視覚系《しかくけい》の働《はたら》きが低下《ていか》しています。少《すこ》し鬱気味《うつぎみ》だという人《ひと》はぜひ、夕日《ゆうひ》をじっくり見《み》て1日《いちにち》の区切《くぎ》りをつけましょう。

新潟日報「一生成長　Ｄｒの脳番地日記―加藤俊徳」

今日の一文

54

目《め》でしっかり観察《かんさつ》することで、ちょっとした悩《なや》み、クヨクヨすることも消《き》えていきます。

	1回め	2回め	3回め
朝 読んだ	✓		
夜思い出せた	✓		
翌朝も言えた	✓		

米《こめ》どころ新潟《にいがた》は、5月《ごがつ》になると田植《たう》え作業《さぎょう》がどんどん進《すす》んでいきます。そして、見渡《みわた》す限《かぎ》り奇麗《きれい》な緑《みどり》の絨毯《じゅうたん》を敷《し》いたように新潟平野《にいがたへいや》が変《か》わっていきます。私《わたし》はこの新潟平野《にいがたへいや》の春《はる》の光景《こうけい》を見《み》るたびに、毎年《まいとし》、生《い》きる力《ちから》をもらってきました。

私《わたし》たちが朝昼晩《あさひるばん》と同《おな》じような暮《く》らしをしている間《あいだ》にも、稲《いね》の苗《なえ》はすくすくと育《そだ》っていきます。

植物《しょくぶつ》の成長《せいちょう》を毎日観察《まいにちかんさつ》することは、視覚系《しかくけい》の記憶力《きおくりょく》をアップさせます。目《め》でしっかり観察《かんさつ》することで、ちょっとした悩《なや》み、クヨクヨすることも消《き》えていきます。

人《ひと》は目《め》を使《つか》わなくなると脳《のう》の中《なか》に情報《じょうほう》が入《はい》らず、同《おな》じことを思考系《しこうけい》でぐるぐる考《かん》えてしまい悩《なや》みが続《つづ》くのです。そんな時《とき》には、植物《しょくぶつ》の成長《せいちょう》を応援《おうえん》しながら育《そだ》ててみましょう。

脳《のう》がいつも植物《しょくぶつ》から元気《げんき》をもらえるはずです。

新潟日報「一生成長　Ｄｒの脳番地日記―加藤俊徳」

今日の一文

55

飛《と》ぶってなんてすばらしいんだ！

	1回め	2回め	3回め
朝 読んだ	✓		
夜思い出せた	✓		
翌朝も言えた	✓		

「ここまで取《と》りにこいよ、ポッター」

ハリーは箒《ほうき》をつかんだ。

「ダメ！　フーチ先生《せんせい》がおっしゃったでしょう、動《うご》いちゃいけないって。みんなが迷惑《めいわく》するのよ」

ハーマイオニーが叫《さけ》んだ。

ハリーは無視《むし》した。ドクン、ドクンと血《ち》が騒《さわ》ぐのを感《かん》じた。箒《ほうき》にまたがり地面《じめん》を強《つよ》く蹴《け》ると、ハリーは急上昇《きゅうじょうしょう》した。高《たか》く高《たか》く、風《かぜ》を切《き》り、髪《かみ》がなびく。マントがはためく。強《つよ》く激《はげ》しい喜《よろこ》びが押《お》し寄《よ》せてくる。

――僕《ぼく》には教《おし》えてもらわなくてもできることがあったんだ

――簡単《かんたん》だよ。飛《と》ぶってなんてすばらしいんだ！　もっと高《たか》い所《ところ》に行《い》こう。

『ハリー・ポッターと賢者の石』Ｊ・Ｋ・ローリング：著／松岡佑子：訳（静山社）

解説

「ハリー・ポッター」シリーズの第１作がイギリスで出版されたのは、1997年６月でした。紹介したのは第９章「真夜中の決闘」から。ホグワーツ魔法魔術学校で、必修科目の飛行訓練をする場面です。

今日の一文

56

夜《よる》の底《そこ》が白《しろ》くなった。

国境《くにざかい》の長《なが》いトンネルを抜《ぬ》けると雪国《ゆきぐに》であった。夜《よる》の底《そこ》が白《しろ》くなった。信号所《しんごうしょ》に汽車《きしゃ》が止《と》まった。向側《むこうがわ》の座席《ざせき》から娘《むすめ》が立《た》って来《き》て、島村《しまむら》の前《まえ》のガラス窓《まど》を落《お》とした。雪《ゆき》の冷気《れいき》が流《なが》れこんだ。娘《むすめ》は窓《まど》いっぱいに乗《の》り出《だ》して、遠《とお》くへ叫《さけ》ぶように、

	1回め	2回め	3回め
朝 読んだ	✓		
夜思い出せた	✓		
翌朝も言えた	✓		

「駅長《えきちょう》さあん、駅長《えきちょう》さあん。」

明《あか》りをさげてゆっくり雪《ゆき》を踏《ふ》んで来《き》た男《おとこ》は、襟巻《えりまき》で鼻《はな》の上《うえ》まで包《つつ》み、耳《みみ》に帽子《ぼうし》の毛皮《けがわ》を垂《た》れていた。

もうそんな寒《さむ》さかと島村《しまむら》は外《そと》を眺《なが》めると、鉄道《てつどう》の官舎《かんしゃ》らしいバラックが山裾《やますそ》に寒々《さむざむ》と散《ち》らばっているだけで、雪《ゆき》の色《いろ》はそこまで行《い》かぬうちに闇《やみ》に呑《の》まれていた。

『雪国』川端康成（角川文庫）

解説
「長いトンネル」はＪＲ（旧国鉄）上越線の清水トンネル、「信号所」は土樽信号場（今は土樽駅）。新潟県の湯沢温泉が舞台で、川端は「高半」という旅館に滞在して原稿を執筆しました。その部屋が残されています。

今日の一文

57

風《かぜ》は一晩中《ひとばんじゅう》やまないと分《わ》かった。

	1回め	2回め	3回め
朝 読んだ	✓		
夜 思い出せた	✓		
翌朝 も言えた	✓		

彼《かれ》らの船《ふね》は順調《じゅんちょう》に進《すす》んだ。老人《ろうじん》は手《て》を塩《しお》水《みず》に浸《ひた》し、しっかりした頭《あたま》を保《たも》つよう努《つと》めた。空高《そらたか》く積雲《せきうん》が浮《う》かび、その上《うえ》には巻雲《けんうん》

がたくさん出《で》ていたから、風《かぜ》は一晩中《ひとばんじゅう》やまないと分《わ》かった。老人《ろうじん》はたびたび魚《さかな》のほうを見《み》て、それが現実《げんじつ》であることを確《たし》かめていた。それから一時間《いちじかん》。最初《さいしょ》のサメが、彼《かれ》を襲《おそ》った。

『老人と海』アーネスト・ヘミングウェイ

解説
1952年に刊行され、翌年のピュリッツァー賞を受賞した小説です。キューバに住む年老いた漁師が海に出て、苦労の末に大きなカジキを仕留め、ようやく港に帰ろうと船を漕ぎます。しかし、そこに新たな〝敵〟が現れて……。

今日の一文

58

二人《ふたり》の女《おんな》の上半身《じょうはんしん》の影《かげ》が輪郭《りんかく》でかこまれているように見《み》える。

	1回め	2回め	3回め
朝 読んだ	✓		
夜思い出せた	✓		
翌朝も言えた	✓		

そういえば照明《しょうめい》もぼんやりしている。大《おお》きな光《ひかり》の輪郭《りんかく》が彼女《かのじょ》たちのうしろの壁《かべ》に反映《はんえい》している。二人《ふたり》の女《おんな》の上半身《じょうはんしん》の影《かげ》が輪郭《りんかく》

でかこまれているように見《み》える。アニタの地中海《ちちゅうかい》がなにかの陰《かげ》で見《み》えない。不思議《ふしぎ》だ。何故《なぜ》ならグロリアはさっきの位置《いち》から少《すこ》しも動《うご》いていないし、彼女《かのじょ》の銀色《ぎんいろ》っぽい指《ゆび》もさっぱり判定出来《はんていでき》ないから。

『エーゲ海に捧ぐ』　池田満寿夫（中公文庫）

解説　1977年に第77回芥川賞を受賞した純文学小説です。著者はマルチに活躍された芸術家で、この作品は「きわめて絵画的だ」「内容以前に、視覚的記憶に残る」などと評されました。主人公の日本人の彫刻家がモデルの裸体を観察し続ける様子が延々と描かれます。

今日の一文

59

金閣《きんかく》がむこうに居《お》り、私《わたし》がこちらに居《い》たと云《い》うべきだろう

灼《や》けた砂利《じゃり》の上《うえ》には、かくて私《わたし》だけの影《かげ》があった。金閣《きんかく》がむこうに居《お》り、私《わたし》がこちらに居《い》たと云《い》うべきだろう。この日《ひ》の金閣《きんかく》

	1回め	2回め	3回め
朝　読んだ	✓		
夜思い出せた	✓		
翌朝も言えた	✓		

を一目見《ひとめみ》たときから、私《わたし》は「私《わたし》たち」の関《かん》係《けい》がすでに変《かわ》っているのを感《かん》じた。敗戦《はいせん》の衝撃《しょうげき》、民族的悲哀《みんぞくてきひあい》などというものから、金閣《きんかく》は超絶《ちょうぜつ》していた。もしくは超絶《ちょうぜつ》を装《よそお》っていた。

『金閣寺』三島由紀夫（新潮文庫）

解説

76ページの「タイトル読み」にも挙げた長編小説です。刊行は1956年。その6年前に起きた金閣寺放火事件が題材です。主人公の放火犯人は金閣寺の徒弟で、金閣寺とともに自分が滅びることを夢想します。ところが日本の敗戦で運命が変わります。

今日の一文

60

たんぼも　はたけも
ほったらかしで、ぐったら
ぐうと　ねておった

	1回め	2回め	3回め
朝　読んだ	✓		
夜思い出せた	✓		
翌朝も言えた	✓		

とんと　むかしで　あったそうな。
あるところに、ねんがらねんじゅう
ねてばっかおる、おひゃくしょうのわかも
のが　おった。

あせみずたらして　はたらかにゃ
ならんのに、なんとしたことだろう。
たんぼも　はたけも　ほったらかしで、
ぐったら　ぐうと　ねておったから、
「あれは　ほんとの　ねたろうや。どうも
こうも　しょうないおとこじゃ。」
と　いわれた。

『三ねんねたろう』大川悦生：作／渡辺三郎：絵（ポプラ社）

解説

いつも寝てばかりいる男が、3年を過ぎて起き上がり、水田を開墾するなど大仕事をするという内容のお話です。私は医師という職業上、「ねたろう」は閉塞性睡眠無呼吸症で、現代ならCPAP（シーパップ）治療で性格も変わると思いました。

今日の一文

61

いえにはひとつぶのこめももちもありません。

むかしむかし、山《やま》のなかの一《いっ》けんやに、じいさまとばあさまがくらしていました。

ふたりはたいそうびんぼうでした。

	1回め	2回め	3回め
朝読んだ	✓		
夜思い出せた	✓		
翌朝も言えた	✓		

あしたは　おしょうがつだと　いうのに、
いえには　ひとつぶの　こめも　もちも
ありません。
「じいさま、かさを　うって、もちを　か
ってきて、おしょうがつさまを　むかえる
と　しましょう。」
ばあさまが　いいました。

『かさじぞう』中脇初枝：文／林一哉・門野真理子：絵（ポプラ社）

解説　雪の降る年末、おじいさんが雪をかぶったお地蔵さんに笠をかぶせてあげたところ、夜中にお地蔵さんがをお礼を持ってきました。情景を想像しながら音読してみましょう。

今日の一文

62

やみもなほ
蛍《ほたる》の多《おお》く飛《と》びちがひたる

	1回め	2回め	3回め
朝 読んだ	✓		
夜思い出せた	✓		
翌朝も言えた	✓		

春《はる》はあけぼの
やうやう白《しろ》くなりゆく山《やま》ぎは
すこしあかりて
紫《むらさき》だちたる

雲《くも》のほそくたなびきたる
夏《なつ》は夜《よる》
月《つき》のころはさらなり　やみもなほ
蛍《ほたる》の多《おお》く飛《と》びちがひたる
また　ただ一《ひと》つ二《ふた》つなど
ほのかにうち光《ひか》りて行《ゆ》くもをかし
雨《あめ》など降《ふ》るもをかし

『枕草子』清少納言

解説
古典(古文)の授業で習ったと思います。1001年ごろの平安中期に成立した清少納言の随筆です。300を超える文章が綴られていますが、ここに紹介したのは、有名な冒頭の「第一段」です。

column 6

Q スマホ依存は脳にどう悪いのですか？

A 視覚系と記憶系の脳番地の働きが低下してしまいます。

何事もやり過ぎは禁物です。誰もがスマートフォン（スマホ）を持つ現代、高齢者も例外ではありません。総務省の調査によると、70代の保有率は60.6％ということです（2022年度）。しかし私は、スマホには２つの弊害があると指摘してきました。

まず眼球運動（目の動き）が起きにくいことです。画面を見ているのだから、眼球運動は起きているのではないかと思われそうですが、画面を凝視して集中するあまり、まわりが見えなくなるのです。上下、左右に目を動かすことが少なくなり、眼球を動かす６本の外眼筋の動きが悪くなります。

つまり「過集中」によってずっと同じ使い方をすることで、「視覚系脳番地」が、多様に使われないわけです。その結果、注意力の転換ができず、次の行動に移れなくなります。文字どおり〝目配り〟ができない状態です。

もう１つは、スマホにデータを保存したり、知りたいことを簡単に検索できたりするため、内容を自分で記憶しようとしなくなっています。つまり「記憶系脳番地」が使われません。さらに「理解系脳番地」の働きも低下します。なぜなら、画面を眺めるだけだからです。画像や文字などの情報を目で見ることはしますが、その情報の背景にあることを推測して深く理解することがありません。

要するに、自分の脳を使わず、脳番地の機能をスマホに委ねてしまっているわけです。スマホを肌身離さず持っていないと不安になるという人は、運動系を含む３つの脳番地が弱っているのです。

そんな〝スマホ依存症〟の人ほど音読を日課として、脳番地の働きを活性化させてほしいと思います。

第7章

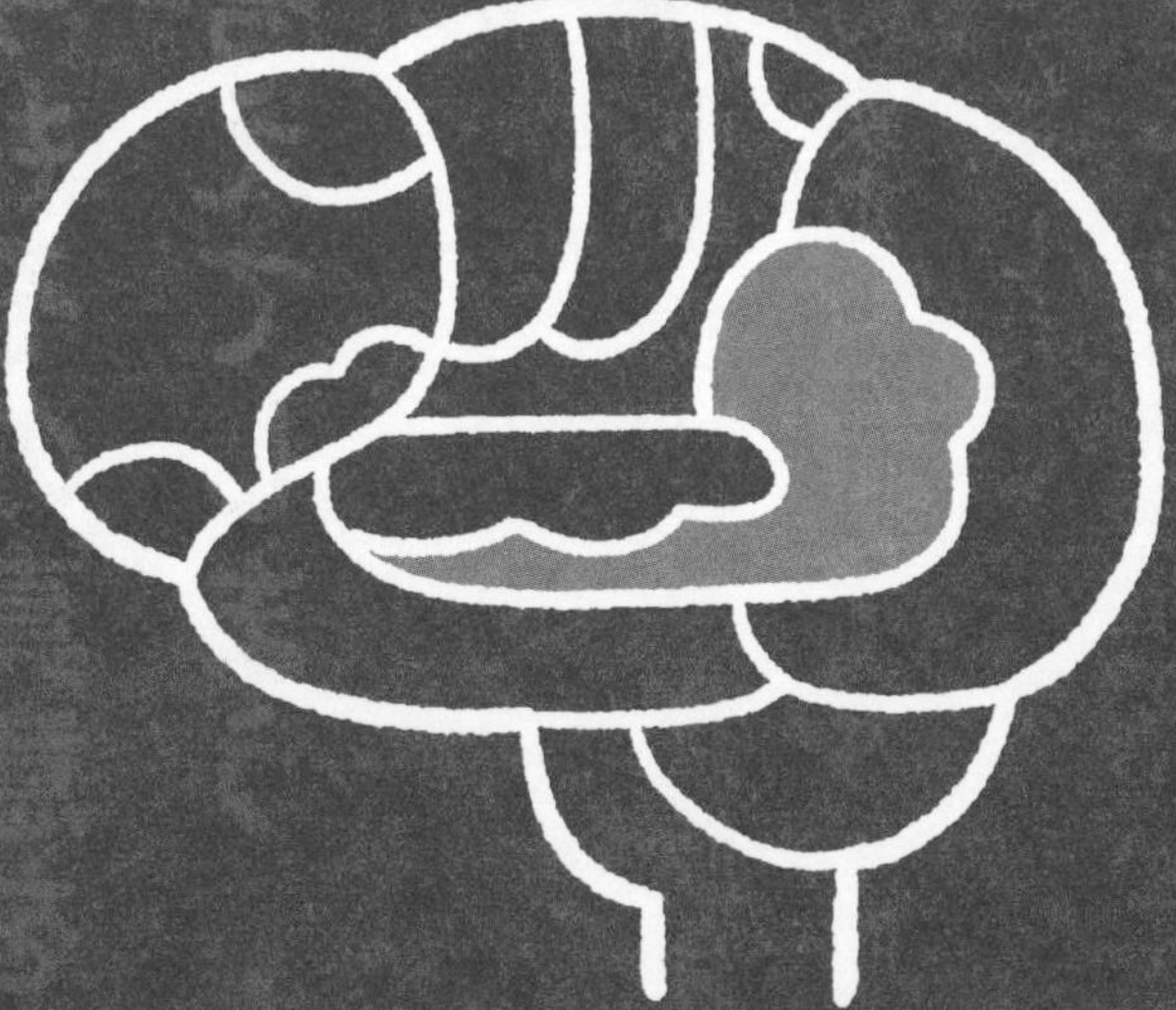

理解系脳番地を鍛える

私たちは、見聞きしたり、手で触ったりして情報を得ます。理解系脳番地は、脳にインプットしたさまざまな情報をまとめ、意味を持たせる働きをします。音読をするときも、「自分なりの解釈をしよう」と心がけると、理解力がより高まります。

今日の一文

63

今《いま》もその真意《しんい》を考《かんが》えてしまう

	1回め	2回め	3回め
朝 読んだ	✓		
夜思い出せた	✓		
翌朝も言えた	✓		

寺泊中学校時代《てらどまりちゅうがっこうじだい》が私《わたし》の脳科学者人生《のうかがくしゃじんせい》の原点《げんてん》であり、この全力疾走《ぜんりょくしっそう》した中学《ちゅうがく》の3年間《さんねんかん》がなければ、今《いま》の自分《じぶん》はありませんでした。

さらに、当時《とうじ》の美術《びじゅつ》の先生《せんせい》が、私《わたし》をモデルにした銅像《どうぞう》を制作《せいさく》してくれたことを思《おも》い出《だ》しました。

この先生《せんせい》は、私《わたし》が中学3年生《ちゅうがくさんねんせい》だった時《とき》、最後《さいご》の美術《びじゅつ》の授業《じゅぎょう》で、「今日《きょう》こそ、大《おお》きな糞《くそ》をこけ」と黒板《こくばん》に書《か》きました。この一文《いちぶん》は、その後《あと》医者《いしゃ》になった私《わたし》がトイレに入《はい》ると時々《ときどき》、記憶《きおく》からよみがえるのです。

どんな意味《いみ》なのか、理解系脳番地《りかいけいのうばんち》がぐるぐると回転《かいてん》し始《はじ》めます。

毎日《まいにち》が健康《けんこう》でいることが大事《だいじ》という意味《いみ》なのか、今《いま》もその真意《しんい》を考《かんが》えてしまうのです。

新潟日報「一生成長 Drの脳番地日記―加藤俊徳」

今日の一文

64

自分《じぶん》のための勉強《べんきょう》、すなわち「勉強脳《べんきょうのう》」を作《つく》る

	1回め	2回め	3回め
朝 読んだ	✓		
夜思い出せた	✓		
翌朝も言えた	✓		

『人類《じんるい》』という西脇順三郎《にしわきじゅんざぶろう》の詩集《ししゅう》に、サインが入《はい》ったものを見《み》つけました。今《いま》でも所蔵《しょぞう》しています。西脇《にしわき》のプロフィルを調《しら》べて、慶應義塾大学《けいおうぎじゅくだいがく》の卒業論文《そつぎょうろんぶん》をラテン語《ご》で書《か》いたとあり驚《おどろ》きました。さらに西脇《にしわき》の詩《し》を探《さが》して読《よ》んでみると、さっぱり分《わ》かりませんでした。

ただ、分《わ》からないことで、どうやったら理解《りかい》できるのだろうと思《おも》い、徐々《じょじょ》に変《か》わっていきました。これが後々《のちのち》、私《わたし》の脳番地論《のうばんちろん》の中《なか》の「理解系脳番地《りかいけいのうばんち》」発見《はっけん》の原点《げんてん》となりました。

西脇《にしわき》に限《かぎ》らず、本《ほん》の著者《ちょしゃ》の経歴《けいれき》は、その人《ひと》がどのように際立《きわだ》っているか、はっきり記述《きじゅつ》されています。進路《しんろ》や人生《じんせい》を見《み》つめる上《うえ》でとても参考《さんこう》になります。こうした経験《けいけん》は、自分《じぶん》のための勉強《べんきょう》、すなわち「勉強脳《べんきょうのう》」を作《つく》ることにつながります。

新潟日報「一生成長　Ｄｒの脳番地日記—加藤俊徳」

今日の一文

65

自分《じぶん》で正《ただ》しいと思《おも》える情報《じょうほう》を、複数《ふくすう》から得《え》る

	1回め	2回め	3回め
朝 読んだ	✓		
夜思い出せた	✓		
翌朝も言えた	✓		

理解《りかい》していないことが突然起《とつぜんお》こり、そして自分自身《じぶんじしん》を抑《よく》制《せい》できなくなるケースは、そのほとんどにおいて理解力《りかいりょく》が浅《あさ》く、甘《あま》い理解《りかい》によるものです。

脳《のう》に耐《た》える力《ちから》を備《そな》える方法《ほうほう》はいろいろありますが、まずは理解系脳番地《りかいけいのうばんち》を磨《みが》くことです。

理解力《りかいりょく》を磨《みが》くには正《ただ》しい情報《じょうほう》が必要《ひつよう》です。それが難《むずか》しい場合《ばあい》であっても、ひとつ言《い》えるのは「自分《じぶん》で正《ただ》しいと思《おも》える情報《じょうほう》を、複数《ふくすう》から得《え》ること」です。

デマに惑《まど》わされず、新聞《しんぶん》など自分《じぶん》が信頼《しんらい》できる複数《ふくすう》の情《じょう》報《ほう》を選《えら》ぶことが必要《ひつよう》です。楽観視《らっかんし》せずに正《ただ》しい理解《りかい》が進《すす》めば、パニックにならず耐《た》えられるのです。

コロナ禍《か》で問題《もんだい》だった「医療崩壊《いりょうほうかい》」は、この典型的《てんけいてき》な事例《じれい》でした。耐《た》える力《ちから》を強化《きょうか》し、必要《ひつよう》な準備《じゅんび》をしましょう。

新潟日報「一生成長 Drの脳番地日記―加藤俊徳」

今日の一文

66

永遠《えいえん》の嘘《うそ》を聞《き》きたくて
今《いま》はまだ二人《ふたり》とも
旅《たび》の途中《とちゅう》だと

	1回め	2回め	3回め
朝 読んだ	✓		
夜思い出せた	✓		
翌朝も言えた	✓		

ニューヨークは粉雪《こなゆき》の中《なか》らしい
成田《なりた》からの便《びん》は　まだまにあうだろうか
片《かた》っぱしから友達《ともだち》に借《か》りまくれば
けっして行《い》けない場所《ばしょ》でもないだろう
ニューヨークぐらい

なのに　永遠《えいえん》の嘘《うそ》を聞《き》きたくて
今日《きょう》もまだこの街《まち》で酔《よ》っている
永遠《えいえん》の嘘《うそ》を聞《き》きたくて　今《いま》はまだ二人《ふたり》とも旅《たび》の途中《とちゅう》だと
君《きみ》よ　永遠《えいえん》の嘘《うそ》をついてくれ
いつまでもたねあかしをしないでくれ
永遠《えいえん》の嘘《うそ》をついてくれ
なにもかも愛《あい》ゆえのことだったと言ってくれ

「永遠の嘘をついてくれ」中島みゆき／吉田拓郎（歌唱）

解説　1995年発売の吉田さんのアルバムに収録されました。詞には「ニューヨーク」「成田」「永遠の嘘」「たねあかし」など、楽曲の世界観を理解するための言葉がちりばめられています。

今日の一文

67

人民《じんみん》の人民《じんみん》による人民《じんみん》のための政治《せいじ》

朝 読んだ　夜思い出せた　翌朝も言えた（1回め　2回め　3回め）

神《かみ》の下《もと》にあるこの国《くに》が自由《じゆう》という新《あら》たな誕生《たんじょう》を遂《と》げ、人民《じんみん》の、人民《じんみん》による、人民《じんみん》のための政治《せいじ》が、この地上《ちじょう》から滅《ほろ》びることがないように

ゲティスバーグ演説　エイブラハム・リンカーン

that《ザット》 this《ディス》 nation《ネイション》, under《アンダー》 God《ゴッド》,
shall《シャル》 have《ハブ》 a《ア》 new《ニュー》 birth《バース》 of《オブ》
freedom《フリーダム》 - and《アンド》 that《ザット》 government《ガヴァメント》
of《オブ》 the《ザ》 people《ピープル》, by《バイ》 the《ザ》 people《ピープル》,
for《フォー》 the《ザ》 people《ピープル》, shall《シャル》 not《ノット》 perish《ペリッシュ》
from《フロム》 the《ジ》 earth《アース》.

解説 リンカーンの歴史に残る演説です。南北戦争中の1863年11月19日、ペンシルベニア州にある町、ゲティスバーグの国立戦没者墓地で行われました。

理解系脳番地をもっと鍛える
目次読み

100ページで「あとがき」を音読する「うしろ読み」を紹介しました。今度は、「目次」の音読です。1冊の本の「全体像」を理解することだけでなく、好奇心をそそられる箇所を探して、その項から読む好奇心読みをするためです。私の著作から「目次」（第1章のもの）を紹介します。

『悩みのループから解放される！「執着しない脳」のつくり方』（大和書房）

・女性《じょせい》の執着《しゅうちゃく》、男性《だんせい》の執着《しゅうちゃく》
・頑固《がんこ》ジジイはなぜ直《なお》らない？
・無意識《むいしき》の執着《しゅうちゃく》に気《き》づくだけで生《い》きやすくなる
・人《ひと》のために生《い》きる、それも執着《しゅうちゃく》です
・なぜ、同《おな》じ話《はなし》を何度《なんど》もしてしまうのか？
・現代人《げんだいじん》は自分《じぶん》の気持《きも》ちがわからない!?
・「繊細《せんさい》さん」ブームは脳科学的《のうかがくてき》に何《なに》を意味《いみ》しているか
・年《とし》をとったら、あえて執着《しゅうちゃく》をつくることも大事《だいじ》
・出家《しゅっけ》するより「脳《のう》の使《つか》い方《かた》」を変《か》えよう

理解系脳番地をもっと鍛える

現地読み

屋外に出て音読をしてみましょう。その文書に描かれた場所を訪れ、音読するのです。ここでは、地名を詠んだ小倉百人一首と万葉集から選んでみました。音読していただきたい歌と詠み人、それに現在の所在地を記します。ぜひ足を運んでみてください。歌への理解が深まります。

現地で読みたい和歌

春《はる》すぎて　夏来《なつき》にけらし　白妙《しろたえ》の
衣《ころも》ほすてふ（ちょう）　天《あま》の香具山《かぐやま》

持統《じとう》天皇　奈良県橿原《かしはら》市

筑波嶺《つくばね》の　峰《みね》より落《お》つる　男女《みな》の川《がは》

恋《こひ》ぞつもりて　淵《ふち》となりぬる

陽成院《ようぜいいん》　茨城県つくば市

淡路島《あはじしま》　かよふ千鳥《ちどり》の　なく声《こえ》に

幾夜寝《いくよね》ざめぬ　須磨《すま》の関守《せきもり》

源兼昌《みなもとのかねまさ》　神戸市須磨区

見《み》せばやな　雄島《をじま》のあまの袖《そで》だにも

濡《ぬ》れにぞ濡《ぬ》れし　色《いろ》はかはらず

殷富門院大輔《いんぷもんいんのたいふ》　宮城県宮城郡松島町

理解系脳番地をもっと鍛える
現地読み

ゆく秋《あき》の　大和《やまと》の国《くに》の　薬師寺《やくしじ》の
塔《とう》の上《うえ》なる　ひとひらの雲《くも》

佐佐木信綱　奈良県奈良市

風《かぜ》そよぐ　ならの小川《おがわ》の　夕暮《ゆうぐれ》は
みそぎぞ夏《なつ》の　しるしなりける

従二位家隆《じゅにいいえたか》　京都市北区（上賀茂《かみがも》神社の境内を流れる川）

茜《あかね》さす　紫野《むらさきの》行《ゆ》き　標野《しめの》行《ゆ》き

野守《のもり》は見《み》ずや　君《きみ》が袖振《そでふ》る

額田王《ぬかたのおおきみ》　滋賀県東近江市（蒲生野《がもうの》を詠んだ歌）

磐白《いはしろ》の　浜松《はままつ》が枝《え》を　引《ひ》き結《むす》び
ま幸《さき》くあらば　また還《かへ》り見《み》む

有間皇子《ありまのみこ》　和歌山県日高郡みなべ町

近江《あふみ》の海《うみ》　夕波千鳥《ゆふなみちどり》　汝《な》が鳴《な》けば
心《こころ》もしのに　古《いにしえ》思《おも》ほゆ

柿本人麻呂《かきのもとのひとまろ》　琵琶湖

column 7

Q 脳のコンディションをセルフチェックできますか？

A できます。下のチェックリストで脳の状態を確かめてみましょう。

【チェックリスト】過去1カ月を振り返りながら、チェックしましょう。右側の○○系が弱っている脳番地です。

□① 「声が小さい」と言われる……運動系
□② 1週間に3日間以上、外出していないことがある……運動系
□③ 1日5時間以上は座位でいる……運動系
□④ 20歳以上離れた人と話をしていない……伝達系
□⑤ 友人や親せきと連絡をとることが少ない……伝達系
□⑥ 体のどこかに痛みがある……感情系
□⑦ 「ありがとう」と言うことがない……感情系
□⑧ ここ1カ月「楽しい！」と思ったできごとがない……感情系
□⑨ 好奇心でワクワクすることがない……思考系
□⑩ 1週間の平均睡眠時間が7時間以下……思考系
□⑪ 足の裏をマッサージしていない……思考系
□⑫ カラオケなど声に出して歌うことがほとんどない……聴覚系
□⑬ テレビの音量を大きくしないと聞き取りにくい……聴覚系
□⑭ 空をじっくり見ることが少ない……視覚系
□⑮ 1週間以上ゴミ出しをしてないことがある……視覚系
□⑯ お菓子や食事のカロリーを把握していない……理解系
□⑰ 毎朝、体重計に乗っていない……理解系
□⑱ 1日何回トイレに行ったのか、回数を把握していない 記憶系
□⑲ 日記を書くことがほとんどない……記憶系
□⑳ 旅行や出かけた場所の写真を見返すことが少ない……記憶系

第8章

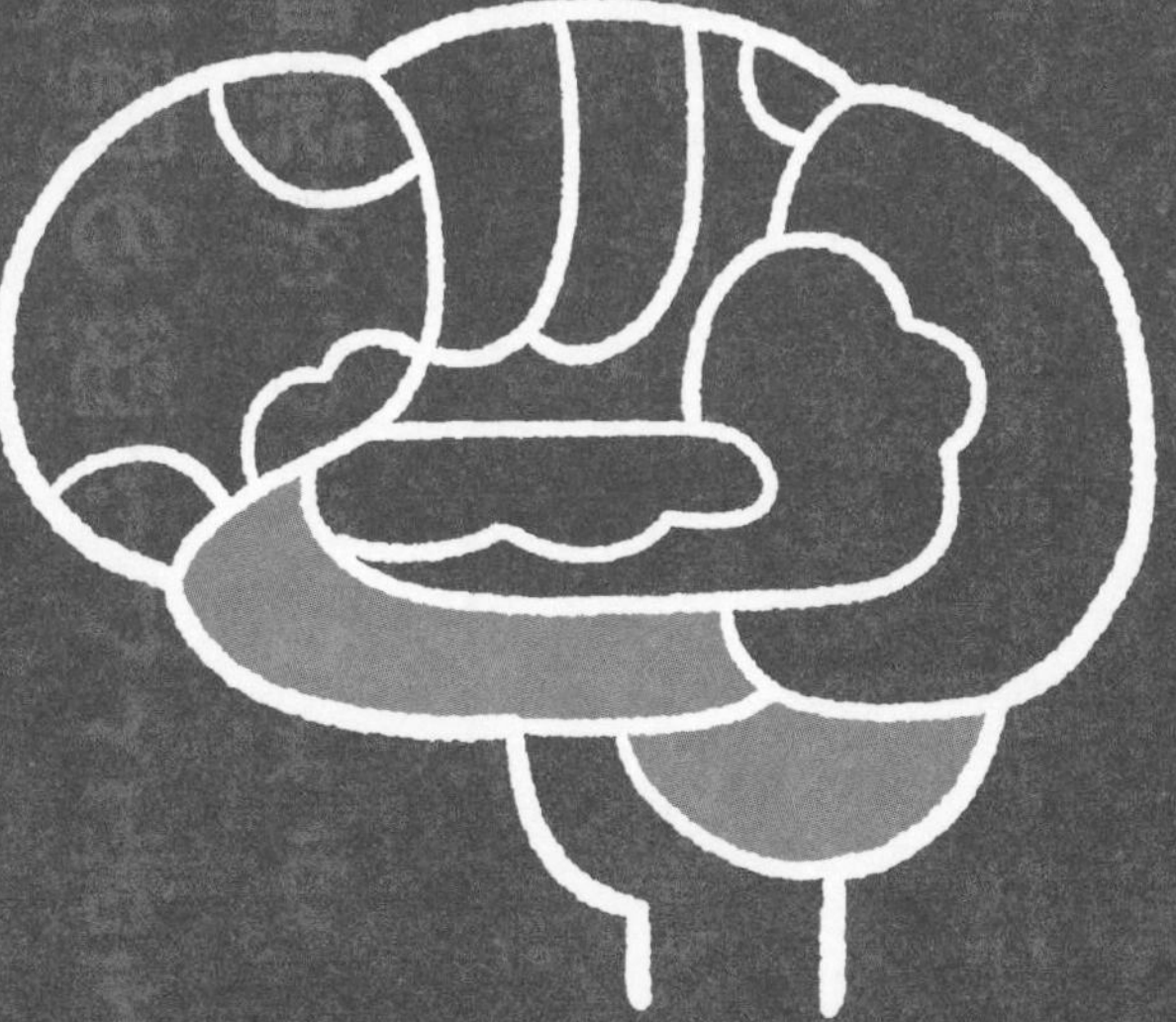

記憶系脳番地を鍛える

記憶系脳番地の中心は「海馬」という器官です。左右の側頭葉にある海馬は連動しています。

右脳側は形を記憶し、左脳側が言葉を記憶します。記憶系脳番地は短期記憶と長期記憶の両方に関わっています。

今日の一文

68

目覚《め・ざ》めたら、朝食《ちょうしょく》を摂《と》る前《まえ》に、口腔《こうくう》の筋《きん》トレと考《かんが》えて音読《おんどく》をしましょう。

	1回め	2回め	3回め
朝 読んだ	✓		
夜思い出せた	✓		
翌朝も言えた	✓		

記憶力《きおくりょく》を良《よ》くする大人《おとな》の音読《おんどく》は朝《あさ》がベストです。朝《あさ》は脳《のう》がフレッシュな状態《じょうたい》だからです。そこに口《くち》を動《うご》かして声《こえ》を出《だ》すという身体運動《しんたいうんどう》が加《くわ》われば、脳《のう》も体《からだ》も朝《あさ》からピークの状態《じょうたい》になります。

時間《じかん》をかけて長《なが》い文章《ぶんしょう》を読《よ》む必要《ひつよう》はありません。コーヒーを淹《い》れる少《すこ》しの間《あいだ》、あるいは一文《いちぶん》を1分《いっぷん》でけっこうです。そして、その一文《いちぶん》を日中《にっちゅう》、覚醒《かくせい》している間《あいだ》に何度《なんど》となく思《おも》い出《だ》してみることです。そうすれば脳《のう》の活動時間《かつどうじかん》が長《なが》くなり、健康寿命《けんこうじゅみょう》を延《の》ばします。

この流《なが》れを習慣化《しゅうかんか》できれば、音読《おんどく》したときの〝できごと〟も同時《どうじ》に記憶《きおく》されます。

つまり、音読《おんどく》をしたときに雨《あめ》が降《ふ》っていたのか、お腹《なか》がすいていたのか、自分《じぶん》のまわりで起《お》きていたことが音読《おんどく》の一文《いちぶん》とともに記憶《きおく》に定着《ていちゃく》し、脳《のう》を右肩上《みぎかたあ》がりに成長《せいちょう》させます。

今日の一文

69

先祖《せんぞ》のことを思《おも》い出《だ》すことは、遅延記憶《ちえんきおく》を強化《きょうか》します。

	1回め	2回め	3回め
朝 読んだ	✓		
夜思い出せた	✓		
翌朝も言えた	✓		

1週間前《いっしゅうかんまえ》に読《よ》んだ新聞《しんぶん》の項目《こうもく》を思《おも》い出《だ》すような能力《のうりょく》を、「遅延記憶《ちえんきおく》」と言《い》います。遅延記憶《ちえんきおく》とは、時間《じかん》がたっても記憶《きおく》している能力《のうりょく》です。

脳《のう》の老化《ろうか》によっても、この遅延記憶《ちえんきおく》は低下《ていか》してきますが、認知症《にんちしょう》が始《はじ》まり進行《しんこう》すると、どんどんこの遅延記憶《ちえんきおく》が低下《ていか》して、1週間前《いっしゅうかんまえ》どころか、昨日《きのう》のことまで忘《わす》れ、さらには、さっき会《あ》った人《ひと》のことまで忘《わす》れるようになります。

この遅延記憶《ちえんきおく》をもっと強化《きょうか》することができれば、認知症《にんちしょう》を遠《とお》ざけることができます。

たとえば先祖《せんぞ》のことを思《おも》い出《だ》すことは、遅延記憶《ちえんきおく》を強化《きょうか》します。お盆《ぼん》や終戦《しゅうせん》の日《ひ》には先祖《せんぞ》の人生《じんせい》を考《かんが》えてみましょう。供養《くよう》しながら脳《のう》を強化《きょうか》できます。

新潟日報「一生成長　Ｄｒの脳番地日記―加藤俊徳」

今日の一文

70

座《ざ》右《ゆう》の銘《めい》は、コミュニケーションを広《ひろ》めてくれます。

	1回め	2回め	3回め
朝 読んだ	✓		
夜思い出せた	✓		
翌朝も言えた	✓		

人《ひと》に語《かた》れる一文《いちぶん》を探《さが》そうとすれば、好奇心《こうきしん》を育《そだ》てると同《どう》時《じ》に、「座右《ざゆう》の銘《めい》」に出会《であ》える可能性《かのうせい》も高《たか》まります。

音読《おんどく》をするときに、

「俺《おれ》の座右《ざゆう》の銘《めい》にするとしたら、どの一文《いちぶん》だろう」

「今《いま》まで音読《おんどく》した中《なか》にあるかな」

「よし、明日《あした》の朝《あさ》、見《み》つけてみよう」などと意識《いしき》してみましょう。これは「能動音読《のうどうおんどく》」「積極音読《せっきょくおんどく》」でもあります。

座右《ざゆう》の銘《めい》を持《も》つことが重要《じゅうよう》なのは、脳《のう》の自立性《じりつせい》が育《そだ》ち、また言葉《ことば》の内容《ないよう》にしたがって、ものごとを考《かんが》えたり理解《りかい》したりできるからです。

座右《ざゆう》の銘《めい》は、コミュニケーションを広《ひろ》めてくれます。ぜひ挑戦《ちょうせん》していただきたいと思《おも》います。

新潟日報「一生成長 Drの脳番地日記—加藤俊徳」

今日の一文

71

心《こころ》の底《そこ》に埋《う》もれているものを、洗《あら》いざらいさらけだしたいんです。

	1回め	2回め	3回め
朝 読んだ	✓		
夜思い出せた	✓		
翌朝も言えた	✓		

一九四二年《せんきゅうひゃくよんじゅうにねん》六月《ろくがつ》二十日《はつか》、土曜日《どようび》……

考《かんが》えてみると、わたしのような女《おんな》の子《こ》が日記《にっき》をつけるなんて、妙《みょう》な思《おも》いつきです。これまでつけたことがないからというだけじゃなくて、わたし自身《じしん》にしても、ほかのだれにしても、十三歳《じゅうさんさい》の女子中学生《じょしちゅうがくせい》なんかが心《こころ》のうちをぶちまけたものに、それほど興味《きょうみ》を持《も》つとは思《おも》えませんから。でも、だからといって、べつにかまいません。わたしは書《か》きたいんです。いいえ、それだけじゃなく、心《こころ》の底《そこ》に埋《う》もれているものを、洗《あら》いざらいさらけだしたいんです。

『アンネの日記』アンネ・フランク（文春文庫）

解説

ユネスコ（国際連合教育科学文化機関）の「世界記憶遺産」に登録された、ユダヤ系ドイツ人少女の日記です。第２次大戦下、オランダのアムステルダムに隠れ住み、つけた日記は戦後、父の手で公表され、世界中で読み継がれています。

今日の一文

72

あれは三年前《さんねんまえ》　止《と》めるアナタ
駅《えき》に残《のこ》し　動《うご》き始《はじ》めた汽車《きしゃ》に
ひとり飛《と》び乗《の》った

	1回め	2回め	3回め
朝 読んだ	✓		
夜思い出せた	✓		
翌朝も言えた	✓		

いつものように幕《まく》が開《あ》き
恋《こい》の歌《うた》うたうわたしに
届《とど》いた報《しら》らせは　黒《くろ》いふちどりがありました
あれは三年前《さんねんまえ》　止《と》めるアナタ駅《えき》に残《のこ》し
動《うご》き始《はじ》めた汽車《きしゃ》に　ひとり飛《と》び乗《の》った
ひなびた町《まち》の昼下《ひるさ》がり

教会《きょうかい》のまえにたたずみ
喪服《もふく》のわたしは　祈《いの》る言葉《ことば》さえ　失《な》くしてた

つたがからまる白《しろ》い壁《かべ》
細《ほそ》い影長《かげなが》く落《お》として
ひとりのわたしは　こぼす涙《なみだ》さえ忘《わす》れてた
暗《くら》い待合室《まちあいしつ》　話《はな》すひともないわたしの
耳《みみ》にわたしの歌《うた》が　通《とお》りすぎてゆく
いつものように幕《まく》が開《あ》く
降《ふ》りそそぐライトのその中《なか》
それでもわたしは　今日《きょう》も恋《こい》の歌《うた》　うたってる

「喝采」ちあきなおみ（歌唱）

解説
1972年のレコード大賞を受賞したヒット曲です。よく「この歌は、ちあきなおみさんの実体験をもとにしている」と言われるようですが、作詞した吉田旺さんは「フィクションです」と否定されたとのことです。

今日の一文

73

よどみに浮《う》かぶうたかたは、かつ消《き》え、かつむすびて、久《ひさ》しくとどまりたるためしなし。

	1回め	2回め	3回め
朝 読んだ	✓		
夜思い出せた	✓		
翌朝も言えた	✓		

ゆく河《かわ》のながれは絶《た》えずして、しかも、もとの水《みず》にあらず。よどみに浮《う》かぶうたかたは、かつ消《き》え、かつむすびて、久《ひさ》しくとどまりたるためしなし。世《よ》の中《なか》にある人《ひと》と

栖《すみか》と、またかくのごとし。

たましきの都《みやこ》のうちに、棟《むね》を並《なら》べ、甍《いらか》を争《あらそ》へる、高《たか》き、賤《いや》しき人《ひと》の住《す》まひは、世々《よよ》を経《へ》て、尽《つ》きせぬものなれど、これをまことかと尋《たづ》ぬれば、昔《むかし》ありし家《いえ》はまれなり。或《あるい》は去年《こぞ》やけて、今年《ことし》つくれり。

『方丈記』鴨長明（ちくま学芸文庫）

解説

『方丈記』は鎌倉時代に記された随筆です。鴨長明が目の当たりにした天災や飢饉に関する記述が多く、記録としても価値が高いと思います。作者ゆかりの京都市にある下鴨神社を訪れてみましょう。

今日の一文

74

驕《おご》れる人《ひと》も久《ひさ》しからず、ただ春《はる》の夜《よる》の夢《ゆめ》のごとし。

	1回め	2回め	3回め
朝 読んだ	✓		
夜思い出せた	✓		
翌朝も言えた	✓		

祇園精舎《ぎおんしょうじゃ》の鐘《かね》の声《こえ》、諸行無常《しょぎょうむじょう》の響《ひび》きあり。娑羅双樹《しゃらそうじゅ》の花《はな》の色《いろ》、盛者必衰《じょうしゃひっすい》の理《ことわり》をあらはす。

驕《おご》れる人《ひと》も久《ひさ》しからず、ただ春《はる》の夜《よる》の夢《ゆめ》のごとし。
猛《たけ》き者《もの》もつひにはほろびぬ、ひとへに風《かぜ》の前《まえ》の塵《ちり》に同《おな》じ。

『平家物語』

解説 平家の栄華と没落、新しく登場した武士の台頭が描かれています。『平家物語』は鎌倉時代、琵琶法師たちが、琵琶を演奏しながら語る「平曲」として完成しました。

今日の一文

75

硯《すずり》にむかひて、心にうつりゆくよしなしごとを

	1回め	2回め	3回め
朝 読んだ	✓		
夜思い出せた	✓		
翌朝も言えた	✓		

つれづれなるままに、日くらし、硯《すずり》にむかひて、心《こころ》にうつりゆくよしな

しごとを、そこはかとなく書《か》きつくれば、あやしうこそものぐるほしけれ。

『徒然草』兼好法師（『新版 徒然草』角川ソフィア文庫）

解説

「無常観の文学」として知られる『徒然草』ですが、本書でこれまでに取り上げてきた『枕草子』、『方丈記』と並び、日本三大随筆の一つとされています。文中には格助詞、接続助詞、係助詞が用いられています。

今日の一文

76

別《わか》れを恨《うら》んでは鳥《とり》にも
心《こころ》を驚《おどろ》かす

国破《くにやぶ》れて山河《さんが》在《あ》り
城春《しろはる》にして草木《そうもく》深《ふか》し
時《とき》に感《かん》じては花《はな》にも涙《なみだ》を濺《そそ》ぎ

	1回め	2回め	3回め
朝 読んだ	✓		
夜思い出せた	✓		
翌朝も言えた	✓		

別《わか》れを恨《うら》んでは鳥《とり》にも心《こころ》を驚《おどろ》かす
烽火三月《ほうかさんげつ》に連《つら》なり
家書万金《かしょばんきん》に抵《あた》る
白頭掻《はくとうか》けば更《さら》に短《みじか》く
渾《すべ》て簪《しん》に勝《た》へざらんと欲《ほっ》す

『春望』杜甫

解説

日本でも古くから親しまれてきたこの漢詩は、松尾芭蕉が『奥の細道』の前書きで引用したことを始め、敗戦時の新聞コラムなど、時間を超えて、様々なタイミングで引用され記憶に刻まれてきました。

今日の一文

77

頭《こうべ》を低《た》れて故郷《こきょう》を思《おも》う

朝 読んだ　1回め ✓　2回め　3回め
夜思い出せた　1回め ✓　2回め　3回め
翌朝も言えた　1回め ✓　2回め　3回め

牀《しょう》 前月光《ぜんげっこう》を看《み》る
疑《うたが》うらくは是《こ》れ地上《ちじょう》の霜《しも》かと
頭《こうべ》を挙《あ》げて山月《さんげつ》を望《のぞ》み
頭《こうべ》を低《た》れて故郷《こきょう》を思《おも》う

『静夜思』李白

解説

中国唐時代を代表する詩人である一方、李白は酒を愛したことでも知られています。友人の杜甫は、李白を始めとする当代の酒豪8人を「飲中八仙」として取り上げ『飲中八仙歌』を作りました。

今日の一文

78

子《こ》どもの頃《ころ》の母《はは》の手作《てづく》り料理《りょうり》を再現《さいげん》する

	1回め	2回め	3回め
朝 読んだ	✓		
夜 思い出せた	✓		
翌朝 も言えた	✓		

私《わたし》は、母《はは》と作《つく》ったドーナツが思《おも》い出《で》の味《あじ》です。大人《おとな》になって米国《べいこく》に住《す》んでいたときも、帰省《きせい》すると「ドーナツが食《た》べたい」とおねだりしました。それを見《み》ていた息子《むすこ》たちも、同《おな》じように「ドーナツ食《た》べたい」とおばあちゃんにおねだりしています。

『3歩歩くと忘れる、人の名前が出てこなくなったら 家事で脳トレ65』（主婦の友社）

解説

幼い頃の食べ物の記憶は、長期記憶として脳の中に定着しています。祖母が手作り味噌をまぶして、火鉢で焼いたおにぎりの味も忘れられません。

記憶系脳番地をもっと鍛える 偉人たちの名言

偉人とは、多くの人々がしないことを率先してやり遂げた「異人」と考えています。人と異なることをすれば、自ずとその人は目立ち、記憶に残ります。私にとってのすごい偉人は父。「よき時によいことをすべし」と言って、今すべきことに集中する名言を残してくれました。偉人たちの名言を、自分の長期記憶にとどめましょう。

道しるべになる名言

天才《てんさい》とは努力《どりょく》する凡才《ぼんさい》のことである。

アルベルト・アインシュタイン

人間《にんげん》への信頼《しんらい》は希望《きぼう》を支《ささ》える。

アルベルト・シュバイツァー

私《わたし》は決《けっ》して失望《しつぼう》などしない。
なぜなら、どんな失敗《しっぱい》も新《あら》たな一歩《いっぽ》となるからだ。

トーマス・エジソン

君《きみ》が考《かんが》えること、語《かた》ること、すること。
その三《みっ》つが調和《ちょうわ》しているとき、そのときこそ幸福《こうふく》は君《きみ》のものだ。

マハトマ・ガンディ

記憶系脳番地をもっと鍛える 偉人たちの名言

世界《せかい》を動《うご》かそうと思《おも》ったら、まず自分自身《じぶんじしん》を動《うご》かせ。

ソクラテス

プラトンは私《わたし》の友《とも》、アリストテレスは私《わたし》の友《とも》。しかし、最大《さいだい》の友《とも》は真理《しんり》である。

アイザック・ニュートン

私《わたし》は捜《さが》し求《もと》めない。見出《みいだ》すのだ。

パブロ・ピカソ

人《ひと》は自然《しぜん》から遠《とお》ざかるほど、病気《びょうき》に近《ちか》づく。

ヒポクラテス

充実《じゅうじつ》した一日《いちにち》が、幸《しあわ》せな眠《ねむ》りをもたらすように
充実《じゅうじつ》した一生《いっしょう》は、幸福《こうふく》な死《し》をもたらしてくれる。

レオナルド・ダ・ヴィンチ

下《した》を向《む》いていたら、虹《にじ》を見《み》つけることはできないよ。

チャールズ・チャップリン

おわりに——人生を彩る音読生活

人前で音読することが苦手で、学校で国語や社会の時間がストレスでしかなかった私は、自分のことを勝手に「音読あがり症」と考えていました。

しかし、本を読まずして医学部に入学はできないと考え、何とか音読困難の症状を改善する方法を四苦八苦しながら探ってきました。人生にはよく運がつきもの、と言いますが、私は、音読ができなくても「音読運」を持っていました。

どういうことかと言いますと、私の実家は佐渡弥彦米山国定公園内にある新潟県の寺泊野積にあり、長岡市内にある長岡高校に通学するため、15歳から市内に下宿することになりました。そこで、下宿屋のおかみさんが「そいがー」とことあるごとにお使いになっていたのです。クラスに行っても「そいがー」が連発。助詞の「が」をなぜ強調するのか、気になっていました。寺泊野積とは異なる方言でしたが、当時、下宿で本を音読するときに、出てきた「が」を強調して読むと、音は耳障りでも、意外に「が」に挟まれた言葉は記憶に残ることが分かってきました。この長岡弁体験が、「脳活性助詞強調おんどく法」の始まりとなりました。

本書には、私の人生を彩ってきた作品たちの文章を広く集めました。大学受験浪人をしていたころ日課としていた本屋巡りで目にした本のタイトル、著者のプロフィル、装丁、発売された新刊本、サイン本、いま思い返しても好奇心をそそられます。

また、私がファンである薬師丸ひろ子さんや中島みゆきさんの作品、晩年交流させていただいた吉沢久子さんの作品は、暗唱できるまで繰り返し親しむことで、前向きになり、やる気が脳と体にじわじわ広がってくる実感を持ってもらえるのではないかと思います。


30代後半を過ごした米国での生活は、口腔運動不足が、いかに脳に悪影響を与えるかを研究するきっかけとなりました。英語を聞くだけで、1週間一度も口を開いて人と会話する機会がなくなると、日本からの急な電話で会話をしようとしても、顎《あご》の筋肉が動きにくい、言いたいことが出てこない、電話をくれた人の名前がすぐ出てこない、ということが起こりました。自分の脳の衰えに恐怖を感じました。

最近では、口や喉の運動能力が下がることを、「口腔フレイル」と呼びます。口や舌、咽頭の動きが加齢に伴い弱ることで、食事の時にむせたり、滑舌が悪くなったり、睡眠障害を引き起こすことが分かってきていますが、毎日たった一文の音読で、効果的な対策になります。

「人生100年時代」、本書を座右の音読書としていただき、人生を楽しんでほしいと思います。

脳内科医／「脳の学校」代表
加藤 俊徳

加藤俊徳（かとう・としのり）

脳内科医、医学博士。加藤プラチナクリニック院長。株式会社「脳の学校」代表。

昭和大学客員教授。脳科学・MRI脳画像診断の専門家。

脳番地トレーニング、脳活性助詞強調おんどく法を提唱し普及。子ども時代から音読困難症に悩み、試行錯誤し「助詞を強調して読むことで文章が記憶できる」という確信を得る。脳活性助詞強調おんどく法を組み込んだ『頭がよくなる！　寝るまえ１分おんどく366日』『頭がよくなる！　はじめての寝るまえ１分おんどく』（ともに西東社）、『かしこい脳が育つ！　おんどく』シリーズ（１年生から６年生、世界文化社）は、累計50万部を超えるベストセラーとなる。

1995年から2001年まで米ミネソタ大学放射線科でアルツハイマー病やMRI脳画像の研究に従事。

現在、加藤式ＭＲＩ脳画像診断法（脳相及び脳個性診断）を用いて、小児から超高齢者まで１万人以上を診断・治療。脳の成長段階、強み弱みを診断し、学習指導、適職相談など薬だけに頼らない治療を行う。

著書に、『１万人の脳を見た名医が教える　すごい左利き』（ダイヤモンド社）、『一生頭がよくなり続ける　もっとすごい脳の使い方』（サンマーク出版）など多数。


「脳番地」（商標登録第5056139／第5264859）、強調音読（登録6695465）は脳の学校の登録商標です。

加藤式MRI脳画像診断をご希望の方は、
以下のサイトをご覧ください。

●加藤プラチナクリニック公式サイト
https://nobanchi.com

1日1文読むだけで記憶力が上がる!

おとなの音読

2024年 9 月 6 日　第１刷発行
2025年 6 月20日　第５刷発行

著者　加藤俊徳
発行者　櫻井秀勲
発行所　きずな出版
東京都新宿区白銀町1-13
［電話］03-3260-0391　［振替］00160-2-633551
https://www.kizuna-pub.jp/

編集協力　岡部康彦
イラスト　山本ケイタ
カバーデザイン　金井久幸［TwoThree］
本文デザイン　横山みさと［TwoThree］
DTP　キャップス

ISBN978-4-86663-239-1
日本音楽著作権協会（出）許諾第2406468-401号